Präventive Kardiologie

Ergebnisse aus Interventions-Studien

Hypertonie
Rauchen
Hypercholesterinämie

Hypertriglyzeridämie
Diabetes mellitus
Körperliche Inaktivität

Professor Dr. med. S. Heyden

Department Community and Family Medicine
Duke University Medical Center, Durham, N. C.

»Präventive Kardiologie«
in der Studienreihe Boehringer Mannheim

© 1981 Boehringer Mannheim GmbH, 6800 Mannheim 31

Grafische Konzeption:
Horst Kühn, Udo Lehneis, Josef Thelen, Mannheim
Herstellung: Mannheimer Morgen, Großdruckerei
und Verlag GmbH, Mannheim
Herstellungsleitung: Kurt Vogt, Mannheim

ISBN 3–88630–015–3

Vorwort

Präventive Kardiologie – ein kurzer Rückblick

1965
konnte Boehringer Mannheim die deutsche Ärzteschaft mit einer deutschen Übersetzung der ersten wichtigen Ergebnisse der Framingham-Studie informieren.
In den Folgejahren gewann die Präventivmedizin mehr und mehr an Bedeutung; die Fahndung nach Risikopersonen und die Intervention wurden weiterhin intensiviert.

1974
faßte Prof. Dr. med. S. Heyden von der Duke University in Durham, North Carolina, die Ergebnisse und Konsequenzen der Post-Framingham-Studien in der wiederum von Boehringer Mannheim herausgegebenen Broschüre »Risikofaktoren für das Herz« zusammen.

Seit 1976
informieren wir in regelmäßigen Abständen über Maßnahmen und Ergebnisse des einzigen WHO-Projektes in der BRD, der Wiesloch/Eberbach-Studie, die in enger Zusammenarbeit zwischen der Universität Heidelberg, Abt. Klinische Sozialmedizin, WHO Collaborating Centre for Research and Training in Cardiovascular Diseases, der Ärzteschaft, Boehringer Mannheim und der Bürgerinitiative beider Städte durchgeführt wird.

1980
erfolgte eine Vorabinformation über die wichtigsten Ergebnisse des Hypertension Detection Follow-up Program, der in die Weltliteratur eingegangenen HDFP-Studie (Hypertonie-Fahndungs- und Behandlungs-Programm). Prof. Heyden bezeichnet dieses Projekt, in dem 10 000 Hypertoniker in 14 über die USA verteilten Centren erfaßt und in zwei unterschiedlichen Therapiegruppen über fünf Jahre beobachtet wurden, als das größte Massenexperiment der modernen Medizingeschichte der vergangenen Jahrzehnte. Die Auswertung der Befunde ergab die für Praxis und Klinik gleichermaßen wichtige Forderung, daß auch die milde Hypertonie behandelt werden sollte, da hierdurch Morbidität und Mortalität, insbesondere an den Hypertonie-Folgekrankheiten, Apoplexie und Herzinfarkt gesenkt werden konnten.

1981
können wir Sie – wiederum kommentiert von Prof. Heyden – mit den neuen Ergebnissen der Interventions-Projekte bekannt machen, deren Ziel neben der Fahndung nach Risikofaktoren und deren Behandlung auch die Motivation zur Patienten-Compliance ist.

Die Ergebnisse all dieser Studien unterstreichen den Schritt von der Fahndung über die Intervention zur

Präventiven Kardiologie.

Boehringer Mannheim GmbH
Medizinisch-wissenschaftliche Information
Frühjahr 1981

Inhaltsverzeichnis

	Seite
Einleitung	11
Jüngste Entwicklungen in USA und Europa bei der Epidemie des Herzinfarktes	11
Pathologisch-anatomische Beweise zum Rückgang der Koronaratherosklerose	12
Reduktion der Risikofaktoren	13
Zunahme der Lebenserwartung	15
HDL- und LDL-Cholesterin	15
Literatur	21
Hypertonie	22
Langzeitintervention bei Hypertonikern – neue Ergebnisse internationaler Studien	22
Hypertonie-Fahndungs- und Behandlungsprogramm	22
Übersicht	22
Methode	24
Ergebnisse	25
Diskussion	28
Verhütung nicht kardiovaskulärer Todesursachen	31
US Public Health Service Hospitals Study	33
Methode	33
Ergebnisse	34
Diskussion	35
Nebenwirkungen von Diuretika	35
Australische nationale Blutdruck-Studie	37
Methode	37
Ergebnisse	37
Diskussion	39
Oslo-Studie zur Behandlung der milden Hypertonie	40
Nordkarelien-Studie	41
Schwedische Langzeit-Studie mit Beta-Blockern	42
Behandlung der Hypertonie im Alter	43
Linksventrikuläre Hypertrophie im EKG	43
Zusammenfassung und Schlußfolgerung: Die Verhütung des Herzinfarktes durch intensive Hochdruckbehandlung	45
Appendix: Zum Thema »milde Hypertonie«	49
Literatur	50

	Seite

Zigarettenrauchen 53
Rauchen und Hochdruck 53
Akute Wirkung der Rauchinhalation auf das Herz 54
Filter- und Filter-freie Zigaretten 56
Rauchen und Fettstoffwechsel 56
Rauchen und Kaffeegenuß 57
Erfahrungen mit Ex-Rauchern 60
Literatur 62

Hypercholesterinämie 63
Cholesterin und die wissenschaftliche Position 1981 63
Hoher Ausbildungsstand – niedrige Infarktmortalität 65
Der Oslo-Kostumstellungsversuch zur Verhütung
des Herzinfarkts 68
Die Minnesota-Diät-Studie 69
Langzeit-Studie an 1900 Männern in Chicago, 1981 71
Berichte aus Finnland 72
Präventivmedizinischer Wert der Kostumstellung unter
Berücksichtigung des HDL- und LDL-Cholesterins 73
Der Alkoholkonsum und die Lipoproteine 76
Anthropologie, Epidemiologie und Nahrungsfette 77
Die medikamentöse Lipidsenkung:
Clofibrat, Cholestyramin, Nikotinsäure/Clofibrat 81
Die derzeit laufenden Interventionsstudien 85
Ist ein niedriger Serum-Cholesterinwert ein Indikator
für andere Krankheiten? 86
Vier Studien pro Hypothese 87
   1. Die 30 Maori-Krebspatienten in Neuseeland 87
   2. Geschlechts-Unterschiede 87
   3. Cholesterinwerte von Japanern nicht vergleichbar
      mit denen von Amerikanern und Europäern 89
   4. Die Puerto-Rico-Studie 89
Studien an Maoris, Schwarzen, Japanern, Puerto-
Ricanern und in Framingham gegen 10 negative Studien 89
Zwei Interpretationen der Framingham-Daten 90
Zehn Studien contra Hypothese 91
   1. Acht Jahre Diät-Studie in Los Angeles 91
   2. Ein amerikanisches und drei europäische Experimente . 92
   3. Zehn Jahre Beobachtung in Oslo 92
   4. Dreizehn Jahre Erfahrung im Anti-Coronary-Club 92
   5. Die Mittelmeerländer 92
   6. Fünf amerikanische Langzeituntersuchungen 92

	Seite
7. Drei Studien in Chicago	93
8. Die Whitehall-Studie über 7½ Jahre in England	93
9. Die erste französische Langzeitstudie	94
10. Vierzehnjährige Studie in Schweden	94
Schlußfolgerung	95
Zusammenfassung	96
Literatur	98

Hypertriglyzeridämie ... 101
Bericht aus USA: Kooperativstudie ... 101
Unterschiedliche Mitteilungen aus Schweden ... 102
Vergleichsuntersuchungen zwischen Edinburgh und
Stockholm ... 103
Resultat einer medikamentösen Therapiestudie
bei unterschiedlichen Triglyzeridausgangswerten ... 103
Untersuchung in Finnland ... 104
Angiographische Vergleichsuntersuchung ... 105
Übersicht über die Ergebnisse der Prospektiv-Studien
der letzten 15 Jahre ... 105
Diuretika und Hypertriglyzeridämie ... 105
Derzeitiger Stand der Triglyzeridforschung: Uneinheitlich .. 106
Zusammenfassung ... 106
Literatur ... 107

Diabetes mellitus ... 109
Diabetes und Hypertonie ... 109
Blutzucker unter Langzeit-Diuretika-Therapie ... 110
Zigarettenrauchen und Diabetikerinnen ... 111
Optimale Diabetes-Einstellung ... 111
Hyperglykämie und Koronarkrankheit ... 113
Diabetes und Fettstoffwechsel ... 115
Drastische Reduktion des Zuckerkonsums in USA ... 115
Zusammenfassung ... 116
Literatur ... 118

Körperliche Inaktivität ... 119
Körperliche Tätigkeit und Herzinfarkt:
Selbst-Selektion oder kardiale Protektion? ... 119
Langzeitwirkungen körperlicher Trainingsprogramme
auf die Risikofaktoren der ischämischen Herzerkrankung
bei Männern ... 122

	Seite
Körperliche Aktivität in der Freizeit –	
Untersuchung über 8½ Jahre an 17 944 Männern	123
Auswirkungen der körperlichen Tätigkeit im Stoffwechsel	126
Körperliches Training und fibrinolytische Aktivität	127
Praktische Vorschläge für Gesunde	129
Unterschied zwischen dynamischem und statischem Training	130
Schlußfolgerung	130
Literatur	131

Einleitung

Jüngste Entwicklungen in USA und Europa bei der Epidemie des Herzinfarktes
Medizinhistorisch werden sich die 70er Jahre dieses Jahrhunderts in den Vereinigten Staaten als der entscheidende Wendepunkt in der Epidemie der ischämischen Herzkrankheiten herausheben. Von 1968 bis 1976 nahm die Sterberate an Koronartodesfällen in den Altersstufen von 35 bis 74 Jahren um 24% ab; im gleichen Zeitraum ging die Mortalität an der Apoplexie um 33% zurück. Der Rückgang in den USA ist um so eindrucksvoller, als die Mortalität an ischämischen Herzkrankheiten in mehreren anderen Industriestaaten, die unter den Nachwirkungen dieser Infarktepidemie stehen, eher weiter ansteigt*. In der Bundesrepublik Deutschland war von 1948 bis 1969 ein starker Anstieg der KHK**-Todesfälle zu verzeichnen. Dieser Trend setzte sich auch in späteren Jahren fort. 1977 kam es erstmals zu einem leichten Abfall, bereits 1978 stieg jedoch die KHK-Mortalität wieder um etwa 5% an. *1979 starben insgesamt 354 408 Menschen in der Bundesrepublik an Herz/Kreislauferkrankungen,* davon am akuten Herzinfarkt 81 111, das sind 2,2% mehr als 1978 (Dtsch. med. Wschr. 1981, Nr. 5).

In Deutschland haben Städte-Namen wie *Wiesloch* und *Eberbach* durch Pionierarbeit von Professor Nüssel, Heidelberg, auf dem Gebiet der Erfassung und Behandlung von Risikofaktoren der KHK auf Gemeindeebene, unter Anleitung der niedergelassenen Ärzte und unter Miteinbeziehung der existierenden Sporteinrichtungen, der lokalen Lebensmittelhersteller und Bürgermeister, sowie u. a. das *Hamburger* Modell zur Rehabilitation von Infarktgruppen, einen wichtigen Platz in der Bekämpfung der Infarktepidemie für die Bundesrepublik erhalten. Sie sind durch die deutsche Presse der Ärzteschaft hinreichend bekannt gemacht und sollen deshalb hier nicht näher beschrieben werden.
Die Entwicklungen in den USA der letzten Jahre beweisen eindeutig, daß die Infarktepidemie ebenso wie frühere Epidemien unter Kontrolle gebracht werden kann. Man erinnere sich nur an die

---

* z. B. in Irland, Dänemark, Schweden, Frankreich sowie in Jugoslawien, Rumänien, Polen, Bulgarien und Ungarn, d. h. besonders in Ländern, die in den vergangenen Jahrzehnten eher niedrige Sterblichkeitsraten an Koronargefäßerkrankungen aufgewiesen hatten.
** KHK = Koronare Herzkrankheit

weitgehende Eliminierung von zwei anderen kardiovaskulären Erkrankungen, wenigstens in unserem Zivilisationsbereich, nämlich rheumatische Herzerkrankungen und kardiovaskuläre Syphilis. Die Rolle, die bei diesen Entwicklungen in den USA die Intensivstationen, medikamentöse Prävention und Behandlung von Arrhythmien, Myokardversagen und Angina pectoris, By-pass-Chirurgie und verbessertes Ambulanz-System spielen, ist nicht eindeutig feststellbar, solange es in den USA keine Infarkt-Register gibt, worin alle Erkrankungsfälle erfaßt werden. Das bedeutet, daß wir noch nichts über die Senkung der *Erkrankungs-Inzidenz* aussagen können.

Pathologisch-anatomische Beweise zum Rückgang der Koronaratherosklerose
In diesem Zusammenhang gewinnt eine ganz andere Beobachtung hervorragende Bedeutung, nämlich die quantitative Messung der Koronaratherosklerose bei nicht ausgewählten Autopsiefällen gleichaltriger Männer (25–44 Jahre) in zwei verschiedenen Zeitabschnitten (Strong et al., 1979 und 1980). Der erste Abschnitt fiel in die Zeit des Internationalen Atherosklerose-Projekts 1960–1964 in New Orleans, der zweite Abschnitt in die Jahre 1969–1972 im Rahmen einer »Community Pathology«-Studie am gleichen Ort. Die Pathologen hatten einen methodisch einheitlichen Koronaratherosklerose-Index erarbeitet, der in beiden Zeiträumen angewandt wurde. Der Schweregrad der Koronaratherosklerose war im zweiten Zeitabschnitt von 1969–1972 erheblich reduziert:

Der Prozentsatz an atherosklerotisch veränderter Intima belief sich bei 199 weißen Männern im Alter von 25–44 Jahren im 1. Zeitabschnitt (1960–1964) *auf 14,2* ± *1,3 (altersberichtigter Durchschnitt mit Standardabweichungen) und bei 146 gleichaltrigen Männern im 2. Zeitabschnitt auf 7,9* ± *0,8.*

Die sogenannten Fettstreifen (fatty streaks) in den Koronararterien waren im zweiten Zeitabschnitt (4,9 ± 0,4 gegenüber 11,4 ± 0,7 im ersten Zeitabschnitt) ebenfalls weniger ausgedehnt! Diese um 50% reduzierten Koronaratherosklerose-Indices in einem nicht selektionierten Autopsie-Material stellen das Maximum an objektivierbaren Messungen zum Rückgang der Infarktmortalität dar. Damit kommen wir zu der Frage, *welche der bekannten Risikofaktoren in dem Zeitraum 1960–1980 günstig beeinflußt wurden.*

Reduktion der Risikofaktoren

War es die Senkung der durchschnittlichen Blutdruckwerte in der Bevölkerung oder die andere Möglichkeit, daß die schweren Hypertonieformen allmählich verschwanden? Da heute eine Reihe von Interventionsstudien zur Hypertoniebehandlung vorliegen, werden diese ausführlich besprochen.

Wie hat sich die Verringerung des *Zigarrettenrauchens* bei Männern ausgewirkt? (National Cancer Institute, 1977). Nach wie vor besteht keine einhellige Ansicht, ob sich der Nikotinabusus auf das morphologische Substrat, die Koronararterienwand auswirkt und die Atherosklerose fördert, oder ob es sich im wesentlichen nur um die akute Einwirkung auf die erheblich verminderte Sauerstoffversorgung des Myokards durch Kohlenmonoxyd handelt. Die epidemiologischen Daten sprechen eindeutig für letztere pathophysiologische Zusammenhänge, da sonst die Abnahme des Infarktrisikos nach Aufgeben des Rauchens schwer verständlich wäre.

Wie groß war der Einfluß von Änderungen der *Ernährungsgewohnheiten* auf die Lipide und über den Lipidstoffwechsel auf die Infarkthäufigkeit? In Tabelle 1 sind die Änderungen der Verzehrgewohnheiten von Amerikanern innerhalb von 12 Jahren dargestellt.

Tab. 1: Veränderungen des Pro-Kopf-Verbrauchs zwischen 1963 und 1975 in den USA (U.S. Department of Agriculture)*.

	USA
Milch, Sahne	19,2% ⬇
Eier	12,6% ⬇
Butter	31,9% ⬇
Tierische Fette	56,7% ⬇
Pflanzliche Öle und Fette	44,1% ⬆

Die neuesten Daten über die amerikanischen Verzehrgewohnheiten gehen noch weiter als in dieser Tabelle aus dem Jahre 1978.

Am 8. 2. 1979 zitierte W. J. Walker im New England Journal of Medicine (Band 300, Nr. 6) auf S. 321 folgende Zahlen: Seit 1964 Senkung des Pro-Kopf-Verbrauchs von Vollmilch und Sahne um 20,5%, von Eiern um 13,2% und von Butter um 36,2%. Tierische Fette und Öle wurden um 51,2% weniger verbraucht, während im gleichen Zeitraum der Pro-Kopf-Verbrauch von Pflanzenfett und Pflanzenöl um 63,9% stieg. Die aufgrund dieser Änderung im Fettverzehr zu erwartenden Cholesterinspiegel-Senkungen sind in Tabelle 2 aufgeführt.

* s. dazu auch Abb. 3, S. 79, und Abb. 2, S. 116.

Tab. 2: Entwicklung der Durchschnitts-Cholesterinwerte in den USA. Mittelwerte der Serum-Cholesterin-Konzentrationen von 11 671 Männern, 35–64 Jahre und Vergleichswerte von 398 555 Männern, 35–64 Jahre in den USA (U.S. Government Printing Office, 1977).

Ort	Jahr	mg/dl	Jahr	mg/dl
Albany	1953	231	1972	215
Framingham	1948	227	1974	219
Minneapolis	1966	233	1975	223
Tecumseh	1959–60	231	1967–69	211
LRC-Studie	–	–	1971–76	209
MRFIT-Studie	–	–	1974–75	219
Alle Studien	1948–66	233	1967–76	217

Bei einer derartigen Beeinflussung von drei führenden Risikofaktoren, Hypertonie, Rauchen und Cholesterin, kann mit Recht ein Einfluß auf die ischämischen Herzerkrankungen erwartet werden. Die von den Wissenschaftlern der Framingham-Studie vorausgesagten zu erwartenden Änderungen in der Koronarmortalität sind eingetreten.

Brand et al. (1976) hatten aufgrund der Framingham-Daten berechnet, daß ein Absinken des Cholesterins um 5 bis 10 mg/dl mit der Senkung der Inzidenz der ischämischen Herzerkrankungen um 5 bis 10% assoziiert ist.

Tabelle 3 zeigt, was bei selbst scheinbar geringfügigen Änderungen

Tab. 3: Erwartete Senkung der Mortalität an ischämischer Herzerkrankung (IHE) und der Gesamtsterblichkeit bei weißen Männern im mittleren Lebensalter, basierend auf den kürzlich berichteten Veränderungen im Risikofaktoren-Status der amerikanischen Bevölkerung (Blackburn et al., 1979).

	Pooling Projekt 50er Jahre	Bevölkerungsuntersuchungen Mitte der 70er Jahre
Durchschnitts-Alter	50	50
Durchschnitts-Cholesterin mg/dl	235	210*
Durchschnittl. diastol. RR mmHg	86	84,3**
Zigarettenraucher (%)	55	40
Erwartete Mortalität in 8½ Jahren pro 1000 an IHE	50,4	39,3
Gesamtsterblichkeit	120,4	103,8
Erwartete prozentuale Änderung der Mortalität an IHE	–	–22,0%
Gesamtsterblichkeit	–	–13,8%

* Prozentuale Senkung: –10,6%
** Prozentsatz der hypertensiven Bevölkerung (diastol. BD ≥ 95 mmHg) in den 50er Jahren: 20%. Prozentsatz von Hypertonikern diagnostiziert, behandelt und unter Kontrolle: 10% in den 50er Jahren, 50% in den 70er Jahren. Durchschnittlicher diastolischer Blutdruck der gut kontrollierten Hypertoniker: 85 mmHg.

nicht nur des Cholesterinspiegels, sondern auch der diastolischen Blutdruckwerte und bei Aufgabe des Rauchens von 15% der Männer im Hinblick auf Koronar- und allgemeine Mortalität zu erwarten ist.

Tabelle 4 demonstriert den prozentualen Mortalitäts-Rückgang in allen vier Gruppen von Männern, Frauen, Schwarzen und Weißen, einschließlich der Abnahme der Sterblichkeit an allen Todesursachen bei Schwarzen, deren Lebenserwartung bisher um rund fünf Jahre niedriger als die der Weißen lag.

Tab. 4: Prozentuale Änderung der Sterberaten in den Vereinigten Staaten von 1968–1976, Altersgruppe 35–74 Jahre, getrennt nach Geschlecht und Rasse (Blackburn et al., 1979).

Todesursachen	Prozentuale Änderung von 1968–1976, getrennt nach Geschlecht und Rasse				
	Weiße Männer	Weiße Frauen	Schwarze Männer	Schwarze Frauen	Gesamt
Koronare Herzkrankheit	−21,0%	−26,5%	−30,7%	−39,1%	−24,3%
Apoplexie	−30,6%	−30,4%	−43,7%	−47,1%	−32,7%
Führende kardiovaskuläre Erkrankungen	−20,9%	−26,1%	−33,2%	−40,7%	−24,6%
Alle Ursachen	−15,3%	−16,4%	−24,8%	−32,7%	−17,3%

Zunahme der Lebenserwartung

Für den Durchschnittsamerikaner haben sich nach den Angaben des Nationalen Zentrums für Gesundheits-Statistiken (1978) die sogenannten all time life expectance records – also die Lebenserwartung – folgendermaßen entwickelt: 1970 = 70,9 Jahre; 1971 = 71,1 Jahre; 1972 = 71,2 Jahre; 1973 = 71,3 Jahre; 1974 = 71,9 Jahre; 1975 = 72,5 Jahre; 1976 = 72,8 Jahre.

Diese Zunahme der Lebenserwartung hält weiter an und hat somit die durchschnittliche Lebenserwartung in Deutschland überrundet. Vor der Betrachtung der Risikofaktoren im einzelnen kann also festgestellt werden, daß die günstigen Veränderungen bei den Gefäßkrankheiten nicht etwa durch Zunahme anderer Todesursachen »kompensiert« worden sind.

HDL- und LDL-Cholesterin

Während noch 1974, in meiner Broschüre »Risikofaktoren für das Herz« die »traditionelle« Aufführung der Risikofaktoren für Manifestationen von Gefäßerkrankungen in den drei Gefäßprovinzen angebracht erschien, ist 1981 eine Diskussion der Risikofaktoren

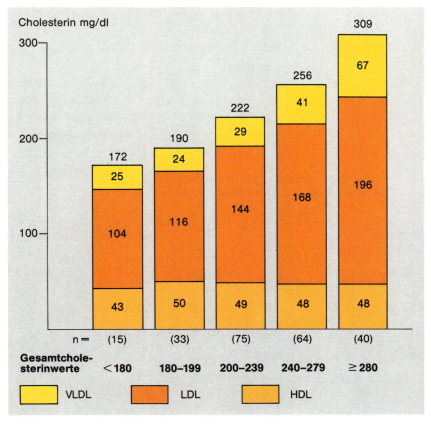

Abb. 1: Minnesota Lipid Research Clinic Prävalenz Studie. Durchschnittswerte der Lipoproteinfraktionen bei ansteigenden Gesamtcholesterinspiegeln Männer im Alter von 40 bis 59 Jahren (Blackburn et al., 1979).

ohne Erwähnung der inzwischen erarbeiteten Zusammenhänge mit dem LDL*- und HDL**-Cholesterin, sowie ihren epidemiologischen Assoziationen undenkbar.

Abb. 1 zeigt die Aufteilung der drei Fraktionen, einschließlich VLDL*** bei ansteigenden Gesamtcholesterinwerten. Wie aus der graphischen Darstellung ersichtlich, steigen sowohl die LDL- wie auch die VLDL-Werte mit jeder höheren Gesamtcholesterinklasse an. Dagegen bleiben die HDL-Werte völlig unabhängig von der Höhe der Gesamtcholesterinklassen. Somit läßt sich bei hohem Gesamtcholesterin meist ein hoher LDL-Wert (und VLDL-Wert) voraussagen, aber zur Bestimmung der HDL-Werte bedarf es einer Spezialbestimmung im Labor.

Die aus der epidemiologischen Forschung und aus der klinischen Beobachtung stammenden Assoziationen sind in den Tabellen 5 (für HDL-Cholesterin) und 6 (für LDL-Cholesterin) zusammengefaßt worden.

* LDL = low density lipoprotein
** HDL = high density lipoprotein
*** VLDL = very low density lipoprotein

Wegweisend in der Lipidtherapie
Cedur®

Mit der bewährten Monosubstanz Bezafibrat für <u>alle</u> Formen der Hyperlipidämie*, wenn Diät allein nicht ausreicht

- starke Senkung von Triglyceriden <u>und</u> Cholesterin
- ausgeprägte Erhöhung des physiologischen <u>Schutzfaktors HDL</u>
- gute Verträglichkeit
- keine Erhöhung des lithogenen Index
- keine Transaminasenanstiege in der Dauertherapie

*außer Typ I, der nur diätetisch behandelt wird.

Kurzinformation zu Cedur®

Zusammensetzung:
1 Dragée Cedur enthält 200 mg Bezafibrat.

Indikationen:
Alle Formen von Fettstoffwechselstörungen (außer Typ I, der nur diätetisch behandelt wird).

Kontraindikationen:
Lebererkrankungen (mit Ausnahme der Fettleber, die häufiges Begleitsyndrom bei Hypertriglyzeridämie ist), Gallenblasenerkrankungen mit und ohne Cholelithiasis (da die Möglichkeit einer Leberbeteiligung nicht ausgeschlossen werden kann), schwere Nierenfunktionsstörungen mit Serumkreatininwerten über 6 mg/100 ml, Gravidität, Laktationsperiode. Bei Kindern sollte die Indikation für eine Behandlung mit Cedur besonders streng gestellt werden.

Nebenwirkungen:
Gelegentlich meist passagere gastrointestinale Störungen. Sehr selten: myositisähnliches Syndrom, Potenzstörungen, allergische Reaktionen.

Dosierung:
3 x 1 Dragée täglich – jeweils 1 Dragée nach dem Frühstück, Mittag- und Abendessen. Die Dragées sollten unzerkaut mit etwas Flüssigkeit eingenommen werden. Bei magenempfindlichen Patienten kann einschleichend dosiert werden. Man beginnt mit 1 Dragée, legt nach 3–4 Tagen das zweite und nach weiteren 3–4 Tagen ein drittes Dragée zu. Bei gutem therapeutischem Erfolg – insbesondere bei Patienten mit Hypertriglyzeridämie – kann eine Dosisreduktion auf 2 x 1 Dragée (morgens und abends) versucht werden.

Wechselwirkungen:
Die Wirkung von Antikoagulantien vom Cumarintyp wird verstärkt. Anfänglich Reduktion der Antikoagulantiendosis um 30–50%, anschließend Neueinstellung unter Kontrolle der Blutgerinnung.

Hinweis:
Die blutzuckersenkende Wirkung von Insulin und Sulfonylharnstoffen kann durch Cedur verstärkt werden. Dies kann mit einer verbesserten Glucoseutilisation bei gleichzeitiger Insulineinsparung erklärt werden. Hypoglykämien wurden bisher nicht beobachtet.

Für die Verordnung:
OP mit 50 Dragées 28,15 DM, OP mit 100 Dragées 50,50 DM. Weitere Informationen enthält der wissenschaftliche Prospekt (z. Zt. gültige Auflage: Oktober 1980).

Boehringer Mannheim GmbH
6800 Mannheim 31

Lipide werden in Form der Lipoproteine im Serum transportiert (Abb. 2). Dabei hat sich ein 2-Wege-Transport klären lassen, wobei mit VLDL und LDL Cholesterin in die Gewebe gebracht und durch HDL abtransportiert wird. Cholesterin, das zuerst in der VLDL-Fraktion und später in der LDL-Fraktion transportiert wird, gelangt somit u. a. auch in die Intima der Arterien.

Die Tabelle 5 (Übersicht der Weltliteratur) zeigt positive bzw. negative Faktoren auf die HDL-Cholesterin-Fraktion vom Gewicht über Rauchen, körperliche Aktivität, Qualität der Nahrungsfette bis zur Blutzuckerkontrolle und Alkoholkonsum.

Miller und Miller faßten 1975 die komplizierten Vorgänge vereinfachend zusammen: »HDL transportiert Cholesterin aus den Ge-

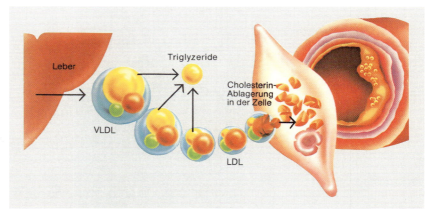

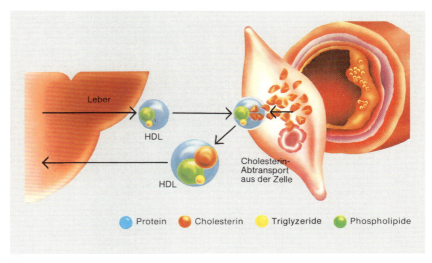

Abb. 2 (oberer und unterer Teil): Schematische Darstellung des Cholesterin-Kreislaufs von der Leber ins periphere Gewebe mit Hilfe der VLDL und LDL und zurück zur Leber mit den HDL
(nach Lewis, B., Postgrad Med. J. 54 [1978] 182).

weben, einschließlich den Arterienwänden, in die Leber mit dem Ziel der Metabolisierung und der Ausscheidung durch den Darm. Vermutlich ist HDL auch bei der Verhinderung der Cholesterin-Ablagerung in den Arterienwänden mitbeteiligt. Somit limitiert HDL die Cholesterin-Deposition und fördert die Cholesterin-Ausscheidung. Der Gesamtkörper-Cholesterinpool nimmt bei Senkung der HDL-Fraktion zu, aber er ist von der Serumkonzentration des Gesamtcholesterins unabhängig. Dieser Befund bestätigt bereits existierende Hinweise darauf, daß HDL aktiv beim Abtransport des Cholesterins von den peripheren Geweben in die Leber zum Abbau und zur Ausscheidung durch den Darm mitwirkt.«

Die Serum-HDL-Werte sind (Tab. 5 rechts) bei eigentlich allen bekannten Risikofaktoren erniedrigt – von einer Ausnahme abgesehen, der Hypertonie. Allein die Kombination von körperlicher

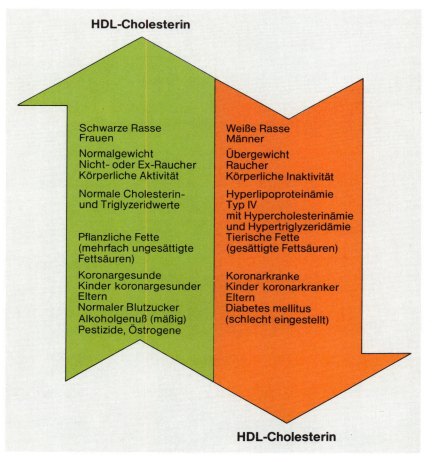

Tab. 5: HDL-Cholesterin. Gefährdung durch niedrige HDL-Werte; dagegen wahrscheinlich Schutzwirkung bei hohen HDL-Werten.

Tab. 6: LDL-Cholesterin. Gefährdung durch hohe LDL-Werte.

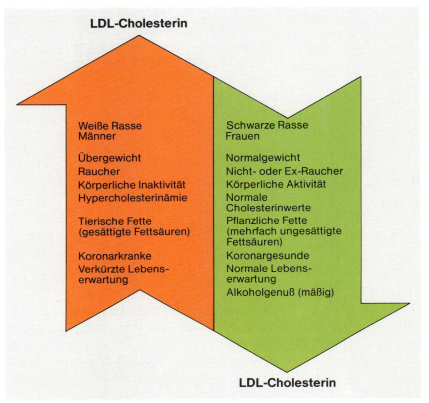

Inaktivität (Faulenzerherz), Rauchen (Raucherherz), Übergewicht (Fettherz) und Erhöhung des Gesamtcholesterins (Wohlstandsherz), sicher eine der häufigsten Kombinationen in unserer Wohlstandsgesellschaft, genügt, um die ischämische Herzerkrankung zu fördern.

Warum Schwarze generell höhere HDL- und niedrigere LDL-Werte als Weiße haben, ist bisher ungeklärt (Tyroler et al., 1975). Daß bei weitem noch nicht das letzte Wort über HDL-Cholesterin gesprochen wurde, ist in der linken Kolonne unten angedeutet: Östrogene führten bei jungen Frauen, zumindest zum Zeitpunkt, als noch die östrogenreichen Kontrazeptiva im Handel waren, zum Myokardinfarkt, wenn sie gleichzeitig rauchten. Bei den jetzt handelsüblichen Kontrazeptiva ist der Östrogengehalt zwar reduziert, dennoch liegen bei Frauen, die Kontrazeptiva verwenden, die HDL-Werte etwas höher als bei Frauen, die keine Kontrazeptiva einnehmen.

Beim Mann hat die früher übliche hochdosierte Verabreichung von

Östrogenen nach Infarkt oder bei Prostata-Karzinom zu mehr kardiovaskulären Todesfällen und Reinfarkten als in der Placebogruppe geführt. Bei der heute gängigen Prostata-Karzinom-Therapie mit nur 0,5 mg Östrogen werden die HDL-Werte angehoben, wobei aber die früher bei Hochdosierung (5 mg/Tag) beobachtete erhöhte Infarktgefährdung von Prostata-Karzinom-Patienten nicht mehr existiert.

Die Erhöhung von HDL-Werten im Frühjahr bei Farmern in USA, wenn Pestizide verwendet und eingeatmet werden, ist ein Hinweis darauf, daß es sich bei diesen Werten um reversible toxische Auswirkungen, nämlich um eine akute Leberzellschädigung, handelt.

Eine LDL-Erhöhung stellt in Bezug auf die assoziiert gefundenen Faktoren etwa das Spiegelbild zur Senkung der HDL-Werte dar (Tab. 6 links).

Es ist dem einzelnen Patienten zumutbar, unter Anleitung seines Hausarztes Änderungen seiner Lebensgewohnheiten vorzunehmen, die auf eine Erniedrigung der LDL-Cholesterinwerte hinzielen (Tab. 6 rechts).

Es ist möglich, daß die HDL-Serumkonzentration ein Indikator für das aus den Geweben abzutransportierende Exzeß-Cholesterin ist. Dies dürfte erklären, warum bei manchen Bevölkerungen mit einer niedrigen Inzidenz an ischämischen Herzerkrankungen bei niedrigen Gesamtcholesterinwerten auch niedrige HDL-Spiegel beobachtet werden. Die Übersicht, die Dr. H. Blackburn auf dem V. Internationalen Atherosklerose-Symposium (6.–9. XI. 1979, in Houston/Texas) vorstellte, spricht dafür (Tab. 7).

Tab. 7: Durchschnittliches Gesamtcholesterin und HDL-Werte in verschiedenen Bevölkerungen (Blackburn, 1979).

	Gesamtcholesterin mg/dl	HDL mg/dl
Norweger	250	51
Engländer*	240	54
Maori	188	51
Massai*	184	41
Japaner	171	40
Koreaner	168	46
Iowa (Jugendliche)	163	50
Vegetarier (USA)	126	43
Tarahumara (Erwachsene)	134	25
Tarahumara (Jugendliche)	118	23
Äthiopier	104	32

* Eine kürzliche Vergleichsstudie (Robinson et al., 1979) zwischen gleichaltrigen Massai-Männern und Engländern deutete in der gleichen Richtung.

Für erwachsene Europäer hatten Assmann und Schriewer folgende HDL-Werte bei Männern und Frauen beschrieben:

	Prognostisch günstig	Standard-Risiko	Risiko-Indikator
HDL-Cholesterin ♂	> 55	35–55	< 35
HDL-Cholesterin ♀	> 65	45–65	< 45

(Münch. med. Wschr. 122; 13: 449, 1980)

Literatur

1. *A Comparison of Levels of Serum Cholesterol of Adults* 18–74 Years of Age in the United States in 1960–62 and 1971–74 (Advance Data from Vital and Health Statistics of the National Cancer Center for Health Statistics. February 22, 1977). Washington D. C., Government Printing Office, 1977, pp. 1–7.
2. *Blackburn, H., Berenson, G., Christian, J. C., Epstein, F., Feinleib, M., Havas, S., Heiss, G., Heyden, S., Jacobs, D., Joosens, J. V., Kagan, A., Kannel, W. B., Morrison, J. A., Roberts, N. J., Tiger, L., and Wynder, E. L.:* Conference on the health effects of blood lipids: Optimal distributions for populations. Prev. Med. 8: 612–678, 1979.
3. *Brand, R. J., Rosenman, R. H., Scholtz, R. I., et al.:* Multivariate prediction of coronary heart disease in the Western Collaborative Group Study compared to the findings of the Framingham Study. Circulation 53: 384–355, 1976.
4. *Miller, G. J., and Miller, N. E.:* Plasma-high-density-lipoprotein concentration and development of ischaemie heart disease. Lancet 1: 16, 1975.
5. *National Center for Health Statistics,* 1978. Final Mortality Statistics, 1976 (DHEW Publication No. (PHS) 78–1120). Vol. 26, No. 12, Suppl. 2, Hyattsville, Maryland.
6. *Robinson, D., Williams, P., and Day, J.:* High-density-lipoprotein cholesterol in the Massai of East Africa: a cautionary note. Brit. Med. J. p. 1249 (May 12), 1979.
7. *Strong, J. P., Guzman, M. A., Tracy, R. E., Newman, W. P., III and Oalsmann, M. C.:* Is coronary atherosclerosis decreasing in the USA? Lancet, p. 1294 (December 15), 1979.
8. *Strong, J. P., and Guzman, M. A.:* Decrease in coronary atherosclerosis in New Orleans. Lab. Invest. 43: 297–301, 1980.
9. *The Smoking Digest.* Bethesda, Maryland, National Cancer Institute, pp. 6–92, 1977.
10. *Tyroler, H. A., Hames, C. G., Krishan, I., Heyden, S., Cooper, G., and Cassel, J. C.:* Black-white differences in serum lipids and lipoproteins in Evans County. Prev. Med. 4: 541, 1975.
11. *US Department of Agriculture:* Agricultural Statistics 1976, Washington D. C., Government Printing Office 1976, 106, 142, 384, 414, 561; Nachdruck in: N. Engl. J. Med. 294: 163–165, 1977. Change in per capita consumption in the United States between 1963 and 1975 (figures for calculating percentage changes were obtained from the US Department of Agriculture).

Hypertonie

Langzeitintervention bei Hypertonikern – neue Ergebnisse internationaler Studien

Hypertonie-Fahndungs- und Behandlungsprogramm

Übersicht
Das zeitlich gesehen längste und zahlenmäßig größte Behandlungsexperiment in der modernen Medizin lief unter der Bezeichnung HDFP* = Hypertonie-Fahndungs- und Behandlungsprogramm von 1973 bis 1979 in den USA.
Eine Patientengruppe (n = 5485) erhielt eine intensive Hochdrucktherapie unter Einbeziehung von speziell eingerichteten Hochdruckambulanzen (= Intensivtherapiegruppe). Die Angehörigen der anderen Gruppe (n = 5455) erhielten eine antihypertensive Behandlung unter den in den USA üblichen Praxisbedingungen (= Kontrollgruppe).
Es ist etwas problematisch, die Bedeutung dieser Kollektivstudie aus 14 über die gesamten USA verstreuten Zentren an über 10 000 Hypertonikern kurz zusammenzufassen.
In den folgenden fünf Punkten wird versucht, einen Überblick über neue Aspekte für die Behandlung der Hypertonie zu geben:

1. Todesrate um 20% gesenkt
Vor diesem Langzeitversuch war nicht sicher, ob bei Personen mit milder Hypertonie (diastolischer Blutdruck 90 bis 104 mmHg) eine regelmäßige antihypertensive Medikation erforderlich ist, oder ob nur Hypertonien mit diastolischem Blutdruck über 100 oder sogar erst ab 105 mmHg medikamentös behandelt werden sollen.
Heute ist klar, daß die konsequente Therapie, selbst bei milden Hochdruckwerten, eine Großzahl von Patienten am Leben erhalten kann.
Die Mehrzahl der Hypertoniker – 72% – hatte Blutdruckwerte zwischen 90 und 104 mmHg. Die Sterblichkeit an allen Ursachen bei dieser Blutdruckhöhe lag in der Intensivgruppe um 20% niedriger als in der Kontrollgruppe.

2. Linksventrikuläre Hypertrophie (LVH) und ihre Folgen
Eine bekannte Komplikation der unbehandelten Hypertonie ist die

---

* Hypertension Detection and Follow-up Program

linksventrikuläre Hypertrophie (LVH). Sie stellt einen Risikoindikator für das Herzmuskelversagen, den Herzinfarkt und die Apoplexie dar.

Das Neuauftreten der LVH konnte bei Patienten in allen diastolischen Blutdruckgruppen (ab 90 bis 115 mmHg) während 5 Jahren in der Intensivtherapiegruppe mit nur 2% sehr niedrig gehalten werden.

In dieser Gruppe ist somit im Vergleich zur Kontrollgruppe die signifikant geringere Rate von Erkrankungen und Sterbefällen an Herzinfarkt und Apoplexie erklärlich (s. dazu die Framingham-Literatur, Kannel et al., 1970; 1971; 1972).

3. Zielblutdruck 85 mmHg

Vor dem Großexperiment war das Ziel der Hochdrucktherapie, den diastolischen Blutdruck auf etwa 90 mmHg zu senken. Die Angehörigen beider Gruppen hatten einen durchschnittlichen Ausgangsblutdruckwert von 101 mmHg diastolisch.

Nach fünf Jahren belief sich der diastolische Blutdruck in der intensiv behandelten Gruppe auf durchschnittlich 84 mmHg und in der Kontrollgruppe auf 89 mmHg.

Somit steht fest, daß sich sogar niedrigere Werte als 90 mmHg – nämlich 85 mmHg – lebenserhaltend auswirken.

4. Verbesserung der Compliance

Vor Durchführung der Studie war man sich im allgemeinen darüber einig, daß es wegen des asymptomatischen Verlaufs der meisten essentiellen Hypertonien außerordentlich schwierig war, einen großen Prozentsatz von Hypertonikern für die nötige Langzeittherapie zu gewinnen und ihren Blutdruck auf Normalwerte zu senken.

Nach den Erfahrungen der HDFP-Studie wissen wir, daß eine Patienten-Compliance für viele Jahre erwartet werden kann, wenn der Patient die Notwendigkeit der Behandlung einsieht und wenn er dazu angehalten wird, sich in regelmäßigen Abständen in der Praxis einzufinden und schriftlich oder telefonisch an die Kontrolltermine erinnert wird.

5. Rolle des Praxispersonals

Noch bis 1979, dem Abschlußjahr des 5-Jahre-Experimentes, war in den USA durchaus nicht klar, ob Krankenschwestern und paramedizinische Hilfskräfte bei der Betreuung von Hochdruckpatienten mit einer größeren Mitverantwortung erfolgreich eingesetzt werden könnten.

Inzwischen steht eindeutig fest, daß unter ärztlicher Aufsicht die therapeutische Führung von Hypertonikern, durch Nicht-Ärzte erfolgreich angewandt werden kann. Auf diese Weise wird die Möglichkeit des Arztes, die große Menge der Hochdruckpatienten in den Gemeinden zu behandeln, ausgedehnt.

Methode
1973/74 wurden in 14 Gemeinden und Städten der USA insgesamt 158 906 Personen zwischen 30 und 69 Jahren in ihren Wohnungen aufgesucht und der Blutdruck gemessen. Wenn bei Messungen an 3 verschiedenen Tagen der diastolische Wert ≧ 95 mmHg betrug, wurde der Patient aufgefordert, die HDFP-Klinik aufzusuchen. Dort erfolgte eine Blindmessung mit einem Spezialmeßgerät (Hawksley random-zero Maschine). Lag der diastolische Blutdruck bei ≧ 90 mmHg, wurde der Patient aufgefordert, an diesem Langzeitversuch teilzunehmen. Durch den Computer erfolgte Zuteilung zu einer von zwei Gruppen:

a) bei Patienten der Intensivtherapiegruppe erfolgte die medikamentöse Therapie nach einem Stufenschema, beginnend mit einem Diuretikum. Die 2. Stufe bestand in der Zusatzbehandlung mit Reserpin oder wahlweise Methyldopa; 3. Stufe: zusätzlich ein Vasodilatator; 4. Stufe: zusätzlich antiadrenergische Behandlung, unter Umständen Weglassung der Medikamente von Stufe 2 und 3; 5. Stufe: Ersatz oder – nur in seltenen Fällen – Zusatz weiterer Medikamente.

b) Patienten der Kontrollgruppe wurden zu Beginn der Studie gründlich untersucht und im 2. und 5. Jahr in der Klinik erneut einer Untersuchung unterzogen. Im übrigen war es ihnen überlassen, den Hausarzt aufzusuchen. Die Entscheidung über medikamentöse und/oder diätetische Behandlung blieb natürlich dem Hausarzt überlassen.

Die Patienten beider Gruppen wurden entsprechend dem diastolischen Basisblutdruck in drei Bereiche eingestuft:

Tab. 1: Verteilung der Hypertoniker auf drei Blutdruck-Gruppen (HDFP, 1979).

RR mmHg diast.	(n)	(%)
90–104	7825	71,5
105–114	2052	18,8
115 +	1063	9,7
Gesamtzahl	10940	100,0

Ziel der Studie war, die diastolischen Blutdruckwerte bei Patienten mit 100 mmHg oder höher auf 90 mmHg und bei Patienten zwischen 90 und 99 mmHg um 10 mmHg zu senken. Als Endpunkt der Studie wurde die Sterblichkeit an allen Ursachen am Ende des 5. Jahres gewählt.

Zum Verständnis der unterschiedlichen Ergebnisse von mehreren Langzeitstudien zur Behandlung der Hypertonie sind zwei Tatsachen besonders herauszustellen:

1. Bei der Aufnahme in das HDFP-Kollektiv wurden keine Ausschlüsse vorgenommen, d. h. Infarktpatienten, Apoplektiker, Angina pectoris-Patienten oder solche mit Diabetes, Nierenerkrankung und Gicht, sogar Alkoholiker und nicht stationäre Geisteskranke wurden ebenso wie gesunde Hochdruckpatienten in eine der beiden Behandlungsgruppen randomisiert, um das Gesamtspektrum der Hypertoniker zu erfassen.
2. Die Kontrollgruppe war keine Kontrollgruppe im üblichen Sinn, da im Gegensatz zu anderen Untersuchungen keine Placebo-Präparate gegeben wurden.

Dadurch wurde automatisch der zu erwartende Unterschied im Endergebnis verringert, da besonders im 4. und 5. Jahr immer mehr Patienten in der Kontrollgruppe mit Medikamenten wirkungsvoll behandelt wurden.

Ergebnisse

72% der Hypertoniker hatten entsprechend der Definition milde Hochdruckwerte von 90 bis 104 mmHg. Sie wurden als Bereich I bezeichnet, mit 3903 Patienten in der Intensivtherapie- und 3922 in der Kontrollgruppe.

Die Sterblichkeit an allen Ursachen belief sich im Bereich I in der Intensivtherapiegruppe auf 231 (5,9%), in der Kontrollgruppe auf 291 (7,4%) [Unterschied statistisch signifikant $p < 0,01$].

Die prozentuale Reduktion der Gesamtsterblichkeit betrug im Bereich I, in dieser zahlenmäßig größten Gruppe, 20% im Vergleich zur Kontrollgruppe (Tab. 2).

Die Reduktion der Mortalität in den beiden höheren Blutdruck-Bereichen war wesentlich geringer: Bereich II (105 bis 114 mmHg) 13% niedriger in der Intensivtherapiegruppe im Vergleich zur Kontrollgruppe und im Bereich III (≥ 115 mmHg) 7% geringer, *was aber eindeutig mit der besseren ärztlichen Versorgung von Patienten der höheren Blutdruckkategorien in der Kontrollgruppe erklärbar ist.*

Tab. 2: Alle Todesursachen in der Intensivtherapie- und in der Kontrollgruppe während 5 Jahren entsprechend dem diastolischen Blutdruck bei Studienbeginn (HDFP, 1979).

RR mmHg diast.	Intensivtherapie (n)	Kontrollgruppe (n)	Todesfälle Intensivtherapie (n)	Todesfälle Kontrollgruppe (n)	Todesraten (%)	
90–104	3903	3922	231	291	5,9	7,4*
105–114	1048	1004	70	77	6,7	7,7
≥ 115	534	529	48	51	9,0	9,7
Gesamt	5485	5455	349	419	6,4	7,7*

* $p < 0,01$

Tab. 3: Die 5-Jahres-Mortalität aller Todes-Ursachen ist in der Intensivgruppe um 17% niedriger im Vergleich zur Kontrollgruppe ($p < 0,01$) und ist um 20% niedriger in der Intensivtherapiegruppe bei diastolischen Blutdruckwerten von 90 bis 104 mmHg ($p < 0,01$) (HDFP, 1979).

Unterteilung der diastolischen Blutdruckwerte im Bereich I

90 bis 94 mmHg = 22%
95 bis 99 mmHg = 23%
100 bis 104 mmHg = 14%

Niedrigere Mortalität in der Intensivtherapiegruppe im Vergleich zur Kontrollgruppe

Bereich II und III

105 bis 114 mmHg = 13%
≥ 115 mmHg = 7%

Niedrigere Mortalität in der Intensivtherapiegruppe im Vergleich zur Kontrollgruppe

Wenn beispielsweise im Bereich III *in der Kontrollgruppe* 70% (!) unter regelmäßiger medikamentöser Behandlung standen, war automatisch zu erwarten, daß sich die Langzeitbehandlungsergebnisse nicht mehr signifikant unterscheiden würden (Tab. 3).
Vom 1. bis zum 5. Jahr stieg die Zahl der *erfolgreich behandelten* Hypertoniker in der Kontrollgruppe kontinuierlich an. Bei Zusammenlegung aller Patienten in der *Kontrollgruppe* in den drei Blutdruck-Bereichen zeigte sich, daß 47% der 50–59jährigen und 55% der 60–69jährigen Patienten regelmäßig und adäquat behandelt wurden.
Wie zu erwarten, war die Anzahl der Apoplexien in der Intensivtherapiegruppe deutlich niedriger, wodurch die Gesamtzahl aller kardiovaskulären Todesfälle niedriger als in der Kontrollgruppe lag (Tab. 4).
Zur Zeit ist noch unklar, wieso die Gesamtsterblichkeit bei den meisten Todesursachen in der Intensivtherapiegruppe signifikant gesenkt wurde. Die gleiche Beobachtung wurde übrigens in der später zu besprechenden schwedischen Interventionsstudie gemacht (Wilhelmsen et al., 1979). Erklärungsmöglichkeiten werden in der anschließenden Diskussion besprochen.

Weiße Frauen zeigten mit nur 5% auffälligerweise während der fünf Jahre eine sehr niedrige Sterblichkeit. Von 1185 Frauen der Intensivgruppe starben 58, von den 1156 Frauen der Kontrollgruppe 55 (4,9% bzw. 4,8%). Es ist festzustellen, daß in der *Kontrollgruppe* der weißen Frauen die Beteiligung an der medikamentösen antihypertensiven Therapie am höchsten war. Die *Kontrollgruppe* der weißen Frauen war die einzige der vier Rasse- und Geschlechts-Gruppen, in der der durchschnittliche diastolische Blutdruck in jedem der fünf Jahre konstant unter 90 mmHg blieb! Diese beiden Faktoren – eine niedrige Gesamtsterblichkeit weißer Frauen im Vergleich zu den anderen drei Rassen- und Ge-

Tab. 4: Zahl der Todesfälle entsprechend den Ursachen in der Intensivtherapie- und in der Kontrollgruppe. Alle Blutdruckbereiche zusammengefaßt und Bereich I (90 bis 104 mmHg) (HDFP, 1979).

	Alle Blutdruck-Bereiche		Bereich I (90–104 mmHg)	
	Intensivtherapie	Kontrollgruppe	Intensivtherapie	Kontrollgruppe
Apoplexie	29	52	17	31
Myokardinfarkt	51	69	30	56
Andere ischämische Herzerkrankungen	80	79	56	51
Myokardversagen	5	7	5	5
Andere Hypertonie-bedingte Todesursachen	4	7	2	3
Andere kardiovaskuläre Erkrankungen	26	26	12	19
Alle kardiovaskulären Erkrankungen	195	240	122	165
Nierenversagen	15	10	7	5
Diabetes	5	10	4	8
Karzinom	61	74	45	57
(Brustkrebs)	(2)	(5)	(2)	(4)
Gastrointestinale Erkrankungen	11	20	9	15
Bronchialerkrankungen	13	17	9	10
Infektionskrankheiten	6	3	4	2
Unfälle, Suizide, Morde	26	25	20	17
Andere Todesursachen	17	20	11	12
Alle nicht kardiovaskulären Krankheiten	154	179	109	126
Gesamtzahl	349	419	231	291

schlechtsgruppen und die Maximalbeteiligung an der Therapie bei Frauen der Kontrollgruppe – sind die wichtigsten Gründe für das Fehlen von Unterschieden in den Behandlungsergebnissen.

In der Altersgruppe der 30- bis 49jährigen waren die Todesraten während fünf Jahren mit nur 3% ganz niedrig. Es war deshalb zu erwarten, daß die Patienten in beiden Behandlungsgruppen in diesem Alter noch keine Unterschiede in der Todesrate zeigen würden. Dagegen war dieser Unterschied in der Gruppe der 50jährigen und älteren Patienten ganz ausgeprägt und statistisch signifikant.

Diskussion

Für mich als Mitbeteiligtem an diesem Großversuch (HDFP-Center Evans County, Georgia) war das Auffallendste an dem Endergebnis, daß praktisch bereits ein *unifaktorielles Vorgehen* – nämlich die Medikamentenbehandlung – eine signifikante Reduktion der Mortalität erwirkte. *Weder* die Rauchgewohnheiten der Patienten, *noch* das Übergewicht, *weder* Kochsalzkonsum, *noch* Hypercholesterinämie wurden in diesem Versuch beeinflußt.

Es darf aber aus der HDFP-Studie nicht geschlossen werden, *jeden* Hypertoniker *automatisch* auf Medikamente einstellen zu müssen. Vielmehr ist hiermit nur an die Verpflichtung des Arztes appelliert, auf jeden Fall den Blutdruck zu senken. Dies kann medikamentös und/oder diätetisch erfolgen. Selbstverständlich müssen bei erkanntem Hochdruck auch etwa gleichzeitig vorhandene anderweitige Risikofaktoren eliminiert werden. In der HDFP-Studie erfolgte das bewußt nicht, um den Einfluß allein von Medikamenten systematisch überprüfen zu können.

Die enorme Bedeutung des positiven Ergebnisses dieses bisher größten Langzeitexperiments für die Millionen von Patienten mit milden Hochdruckformen liegt darin, daß

a) *72% aller Hypertoniker in der HDFP-Bevölkerung einen diastolischen Blutdruck von 90 bis 104 mmHg hatten* (was dem Prozentsatz milder Hypertonien auch in der BRD entspricht) und

b) *rund 60% der mit Hochdruck verbundenen Übersterblichkeit in der Patientengruppe mit diastolischem Blutdruck von 90 bis 104 mmHg beobachtet wurden.*

In den USA beläuft sich die Zahl der definitiven Hypertoniker (≥ 95 mmHg) auf 35 Millionen, die der »Grenzwert-Hypertoniker« (140 bis 159 mmHg und 90 bis 94 mmHg) auf zusätzliche 25 Millionen.

In allen westlichen Industrienationen kann in der Erwachsenenbevölkerung mit ca. 16% definitiven Hochdruckkranken und mit 11% sogenannten Grenzwert-Hypertonikern gerechnet werden.

Damit werden die auch in Deutschland oft zitierten Ergebnisse der Veterans Administration Studie (Freis 1979) durch wichtige neue Resultate ergänzt, denn erstens befaßte sich die Veterans Administration Studie* hauptsächlich mit Patienten, deren diastolische Blutdruckwerte > 105 mmHg lagen und zweitens wurde eine Intensivtherapie mit einer Placebo-Behandlung verglichen. Dadurch waren erhebliche Unterschiede bei der diastolischen Blutdrucksenkung bei Abschluß der Studie in den beiden Vergleichsgruppen (Therapiegruppe gegenüber Placebogruppe) zu erwarten, die sich in der Größenordnung von 25 bis 28 mmHg bewegten. Hingegen war der im HDFP gefundene Unterschied zwischen Intensivtherapie und Kontrollbehandlung in der Senkung des diastolischen Blutdrucks in der Gruppe mit diastolischen Werten von > 115 mmHg viel geringer und belief sich auf 6 bis 9 mmHg.

Die aufgeführten Tabellen aus dem HDFP-Experiment haben zunächst nur die Todesfälle der Intensivtherapie- und Kontroll-Gruppe berücksichtigt, wogegen die V.A.-Cooperative-Studie ihre Endergebnisse in Form der tödlichen und nicht tödlichen Fälle präsentiert hat.

Das Besondere der HDFP-Studie gegenüber anderen Langzeituntersuchungen muß u. a. in der Methodik gesehen werden, da keinerlei Ausschlüsse von bereits mit kardiovaskulären Erkrankungen belasteten Hypertonikern (durchgemachter Infarkt, Angina pectoris, Apoplexie) vorgenommen wurden. So hatten z. B. 9% der 60- bis 69jährigen in der Intensivtherapiegruppe linksventrikuläre Hypertophie im EKG. Ferner hatten 9% in dieser Altersgruppe eine Infarkt- und 5% eine Apoplexie-Anamnese!

Dieses Patientenkollektiv entspricht somit der *in der Praxis* üblichen Patientenzusammensetzung.

Ferner wurden – wie bereits erwähnt – alle anderen Risikofaktoren des multifaktoriellen Infarktgeschehens in der HDFP-Studie unberücksichtigt gelassen, um das Maximum an Patienten-Compliance in der regelmäßigen Medikamenteneinnahme während 5 Jahren zu erreichen. Außerdem betrug das Durchschnittsalter der Hypertoniker bei Studienbeginn 50 Jahre. Dies sind zwei Fakto-

* abgekürzt V. A. Studie

ren, die eher gegen den erfolgreichen Abschluß einer Langzeitstudie gesprochen hätten.

Andererseits ist erstmalig demonstriert worden, daß die intensive Behandlung milder Hochdruckformen tödliche Myokardinfarkte verhütet, wenn man die beiden Behandlungsgruppen mit diastolischem Blutdruck von 90 bis 104 mmHg vergleicht: 30 gegenüber 56 Infarkttote, d. h. also *eine um 46% niedrigere Mortalität* als in der Kontrollgruppe. Dies ist fast identisch mit der Reduktion der Apoplexie-Mortalität: 17 gegenüber 31 Apoplexie-Tote, d. h. 45% weniger Todesfälle durch zerebrovaskuläre Krankheiten.

Die im März 1980 auf dem Kongreß des American College of Cardiology bekannt gewordenen Erkrankungsraten an Apoplexie bestätigen diesen Trend voll und ganz; das heißt:

Zum ersten Mal wird in einem Intensivprogramm von diesem Ausmaß und mit 5jähriger Beobachtungsdauer der Beweis erbracht, daß die konsequente Hypertoniebehandlung auch den Herzinfarkt verhütet und sowohl Morbidität als auch Mortalität kardiovaskulärer Erkrankungen günstig beeinflußt.

Es ist nicht anzunehmen, daß dieser Erfolg der Studie auf die häufigen Kontakte der Patienten in der Intensivtherapiegruppe mit Ärzten, Schwestern und anderem paramedizinischen Personal zurückzuführen ist (Peart u. Miall, 1980). Weder linksventrikuläre Hypertrophie noch Apoplexie können unserem derzeitigen Wissensstand entsprechend durch häufigeren Kontakt zwischen Patient und einem Arzt-Schwestern-Team verringert oder verhütet werden. Dies kann nur durch sehr gute Blutdruck-Kontrolle in einer Intensivtherapie geschehen.

In der anschließend zu besprechenden US Public Health Service Hospitals Study hat McFate Smith ausdrücklich darauf hingewiesen, daß Patienten seiner Kontrollgruppe, die zehn Jahre lang, neben Placebotabletten, medizinisch intensiv betreut und beraten wurden, keine Senkung des diastolischen Blutdrucks erfuhren. »Die Kontrollgruppe befand sich in einem positiven medizinischen Versorgungssystem, mit systematischen und regelmäßigen Klinikbesuchen im Rahmen einer umfassenden Gesundheitsüberwachung. Zugegebenermaßen hat der Kontakt mit dem medizinischen Team keine Blutdrucksenkung erbracht.« Damit dürfte das Argument, daß nur intensive und umfassende Gesundheitsbetreuung zu den Erfolgen in der HDFP-Intensivtherapiegruppe maßgeblich beigetragen hätte, entkräftet sein (Peart u. Miall, 1980).

Verhütung nicht kardiovaskulärer Todesursachen
Darüber hinaus war aber in Tab. 4 auf den unerwarteten Umstand der Verhütung auch nicht kardiovaskulärer Todesursachen hingewiesen worden, mit 154 Todesfällen (2,8%) in der Intensivtherapiegruppe und 179 Todesfällen (3,3%) in der Kontrollgruppe. Es ist verfrüht, hier etwa von einem allgemein-medizinischen Effekt der antihypertensiven Therapie zu sprechen. Aber es ist interessant, die umgekehrte Frage zu prüfen, wie nicht kardiovaskuläre Todesursachen bei Hypertonikern in der Aera *vor* der wirkungsvollen Massenbehandlung zum Schicksal der Hochdruckpatienten beigetragen haben. Zu diesem Problem wurden zwei Langzeitstudien herangezogen, die Framingham- und die Evans County-Studie.

Die 1974 veröffentlichten Framingham-Daten (Kannel und Gordon) aus den frühen 60er Jahren weisen auf einen Zusammenhang zwischen nicht kardiovaskulären Todesursachen bei unbehandelten Hypertonikern, *zusätzlich* zu dem bekannten Phänomen der Exzeß-Sterblichkeit von Hypertonikern an kardiovaskulären Krankheiten hin.

In der Landgemeinde von Evans County in Georgia waren von 1960 bis 1969 die meisten Hypertoniker entweder nicht behandelt, oder noch ohne adäquate Behandlung. Bei Berücksichtigung nur der weißen Bevölkerung waren in diesen Jahren Hypertoniker, besonders auffallend im Vergleich mit gleichaltrigen Normotonikern, einem Exzeß-Risiko für nicht kardiovaskuläre Todesursachen ausgesetzt. Die Population wurde in zwei Gruppen eingeteilt. Die Personen mit diastolischen Blutdruck-Werten < 95 mmHg wurden als Normotoniker und diejenigen mit diastolischen Blutdruckwerten ≥ 95 mmHg als Hypertoniker eingestuft. Die Basis-Blutdruck-Messung erfolgte während der 1. Durchuntersuchung der Evans County Population von 1960 bis 1962. Die ursachen-spezifische Mortalität wurde bis 1970 verfolgt.

Die Tabellen Nr. 5 und 6 zeigen die alters- und geschlechtsstandardisierten Raten aus der Gegenüberstellung von erwarteten zu beobachteten Fällen. Normotensive Frauen und Männer hatten in der Kategorie Gesamt-Todesursachen und allen Untergruppen niedrigere Raten als erwartet, da die standardisierten Mortalitätsraten (SMR) bei beiden Geschlechtern unter 1 lagen. Im Gegensatz dazu hatten besonders männliche Hypertoniker eine Exzeß-Sterblichkeit an kardiovaskulären und nicht kardiovaskulären Todesursachen mit Ausnahme der Karzinome, wobei nur eine geringe Erhöhung der SMR bestand. Wie erwartet, traten bei Männern mit

Tab. 5: Standardisierte Mortalitäts-Rate (SMR) bei Normotonikern in Evans County, USA, 1960–1969.

	Weiße Frauen			Weiße Männer		
	RR diast. < 95 mmHg					
	Beobachtet	Erwartet	SMR	Beobachtet	Erwartet	SMR
Kardiovaskuläre Todesursachen	21	32,1	0,7	39	49,9	0,8
Nicht kardiovaskuläre Todesursachen	23	27,7	0,8	34	39,3	0,9
Gesamt	44	59,8	0,7	73	89,2	0,8
Todesursachen durch bösartige Erkrankungen	13	14,1	0,9	14	16,4	0,9

Tab. 6: Standardisierte Mortalitäts-Rate (SMR) bei Hypertonikern in Evans County, USA, 1960–1969.

	Weiße Frauen			Weiße Männer		
	RR diast. ≥ 95 mmHg					
	Beobachtet	Erwartet	SMR	Beobachtet	Erwartet	SMR
Kardiovaskuläre Todesursachen	24	16,5	1,5	51	24,7	2,1
Nicht kardiovaskuläre Todesursachen	18	12,9	1,4	24	18,3	1,3
Gesamt	42	29,4	1,4	75	43	1,7
Todesursachen durch bösartige Erkrankungen	7	6,7	1,0	10	8,1	1,2

Hypertonie kardiovaskuläre Todesursachen 2½mal so häufig auf wie bei Normotonikern; aber auch nicht kardiovaskuläre Todesursachen sind bei Hypertonikern 1½mal häufiger als bei Nicht-Hypertonikern zu finden. Somit ist es nicht verwunderlich, daß die Gesamtsterblichkeit bei damals weitgehend unbehandelten Hypertonikern doppelt so hoch lag. Für Frauen mit Hochdruckerkrankungen gelten ähnliche Feststellungen. Derzeit werden die ursachespezifischen Todesraten für Männer und Frauen mit und ohne Hypertonie von 1975 bis 1980 analysiert, d. h. einem Zeitraum der Intensivierung der Hochdruckbehandlung auf breiter Bevölkerungsbasis. Die vorläufigen Resultate sprechen für eine ähnliche Entwicklung wie in der HDFP-Studie, d. h. mit einer Verringerung der Gesamttodesursachen der Hypertoniker.
Eine Erklärung für dieses Phänomen ist z. Z. noch nicht möglich. Im australischen Langzeitexperiment wurde es beispielsweise nicht

Die Hypertonie fest im Griff
Torrat®

Das Leistungsspektrum:
- Wirksamkeit über den ganzen Tag – auch bei Belastung
- Hoher Therapieerfolg
- Verträglichkeit auf Dauer
- Kardioprotektion
- Stoffwechsel-Neutralität
- Kalium-Neutralität

und die „1 x Tagesdosis"

Kurzinformation zu Torrat®

Zusammensetzung: 1 Tablette TORRAT enthält 20 mg Metipranolol und 2,5 mg Butizid.

Indikation: Arterielle Hypertonie.

Kontraindikationen: Nicht kompensierte Herzinsuffizienz, AV-Block 2. und 3. Grades, ausgeprägte Bradykardie, obstruktive Atemwegserkrankungen (z.B. Asthma bronchiale, spastische Bronchitis), Cor pulmonale, allergische Rhinitis, Glöttisödem, kardiogener Schock, Sulfonamid-Überempfindlichkeit, Coma hepaticum, therapieresistente Hypokaliämie sowie Niereninsuffizienz mit Anurie.

Nebenwirkungen: Bei jeder blutdrucksenkenden Behandlung kann vereinzelt Schwindelgefühl, Herzklopfen, Schweißausbruch oder Müdigkeit auftreten. Gastrointestinale Störungen (Übelkeit, Erbrechen), Kopfschmerzen und Hautrötungen kommen gelegentlich vor, ebenso Kribbeln sowie Schwere- und Kältegefühl in den Gliedmaßen. Vereinzelt kann es zu Verminderung des Tränenflusses kommen, Träger von Kontaktlinsen sollten dies beachten. Bei rascher Blutdrucksenkung kann es, besonders zu Beginn der Therapie, zur Verminderung der Konzentrationsfähigkeit kommen (Kraftfahrer!).

Dosierung: Behandlungsbeginn: 1 Tablette täglich. Bei nicht ausreichender Blutdrucksenkung kann die Dosis nach 14 Tagen auf 2 Tabletten täglich erhöht werden – nach guter Einstellung als „1mal-Tagesdosis" zum Frühstück.

Wechselwirkungen mit anderen Mitteln: TORRAT kann die Wirkung von gleichzeitig verabreichten Antihypertensiva, Antidiabetika und Insulin, Hypnotika, Schlafmittel, Antihistaminika sowie von Alkohol verstärken. Die Wirkung von harnsäuresenkenden Medikamenten kann vermindert werden. Bei gleichzeitiger Anwendung von Antiarrhythmika und Ca-Antagonisten vom Verapamiltyp Beeinträchtigung der Herzfunktion möglich. Bei einer Narkose sind die kardialen Wirkungen (negative Inotropie) von TORRAT und der Narkotika zu beachten. Die gleichzeitige Gabe von Lithium-Salzen kann zu überhöhten Serum-Lithium-Spiegeln führen; die kaliumausschwemmende Wirkung von Glucocorticoiden kann verstärkt werden.

Hinweise: Bei latenter und manifester Herzinsuffizienz sollte vor der Behandlung bzw. beim Auftreten einer Herzinsuffizienz unter der Behandlung mit TORRAT ausreichend digitalisiert werden.
Kaliumhaushalt, Blutzucker und Harnsäure regelmäßig kontrollieren.
TORRAT nicht plötzlich absetzen.

Für Ihre Verordnung: OP mit 20 Tabletten DM 20,05, OP mit 50 Tabletten DM 42,65, OP mit 100 Tabletten DM 76,65, Kalenderpackung mit 56 Tabletten DM 48,60, AP mit 500 Tabletten.
Weitere Informationen enthält der wissenschaftliche Prospekt (z.Zt. gültige Auflage: Juli 1979). Auch informiert Sie gern unser Mitarbeiter im wissenschaftlichen Außendienst.

Boehringer Mannheim GmbH
6800 Mannheim 31

beobachtet. Aber umgekehrt wäre es ebenso wichtig zu wissen, warum in der vorliegenden Tabelle aus Evans County normotensive Personen in *allen* Todesursachen-Kategorien niedrigere Todesraten als erwartet aufweisen. Hier liegt noch ein wichtiges Arbeitsfeld für die Hypertonie-Epidemiologie!

US Public Health Service Hospitals Study
Zu einer den HDFP-Resultaten völlig gegensätzlichen Schlußfolgerung kam McFate Smith* in dem 10 Jahre dauernden Interventions-Experiment milder Hypertonieformen, definiert als diastolischen Blutdruck von 90 bis 105 mmHg. 80% der Patienten hatten Blutdruck-Werte zwischen 90 und 105 mmHg, weshalb diese Studie mit dem Blutdruck-Bereich I der HDFP-Studie vergleichbar ist. Gegen einen derartigen Vergleich spricht allerdings

a) die geringe Zahl von Patienten – nämlich 193 Hypertoniker, die der aktiven Therapie zugeteilt wurden,
b) die Placebo-Behandlung von 196 Hypertonikern,
c) die große Zahl der Gründe für einen Ausschluß aus dem Langzeitexperiment, wie Diabetes, Nierenerkrankungen, Hypercholesterinämie, positive EKG-Befunde einschließlich Master Test EKGs, röntgenologische Kardiomegalie, Grad III und IV einer Retinopathie, ferner Anamnese arterieller Thrombosen, Infarkt, Apoplexie, Gefäßinsuffizienz im koronaren, zerebrovaskulären oder peripheren Bereich, Myokardinsuffizienz, Angina pectoris, Herzklappenfehler und sekundäre Hypertonieformen.

Methode
Die aktive Behandlung bestand in der Gabe eines Diuretikums zusammen mit Reserpin. Diät und Rauchgewohnheiten wurden bewußt nicht beeinflußt (siehe auch S. 28). Das Alter der Probanden (80% Männer, 20% Frauen) lag wesentlich niedriger als in den meisten anderen Interventionsstudien: Es betrug 21 bis 55 Jahre, mit einem Durchschnittsalter von 44 Jahren (Durchschnittsalter im HDFP bei Beginn der Studie 50 Jahre). Die Dauer dieser prospektiven Studie war mit einem Minimum von 7 Jahren und einem Maximum von 10 Jahren Beobachtung angelegt. Sie wurde im Jahre 1975 abgeschlossen und 1977 publiziert.

* US Public Health Service Hospitals Cooperative Study Group (W. McFate Smith) Treatment of Mild Hypertension, Circ. Res. 40, Suppl. 1, 98–105, 1977.

Ergebnisse
Bei Unterteilung der Langzeitresultate in Hypertoniekomplikationen und atherosklerotische Komplikationen (Tab. 7) fand sich ein signifikanter Unterschied zwischen aktiver Therapie und Placebo-Behandlung nur in der Kategorie »Hypertoniekomplikationen«, d. h. besonders bei Apoplexien, linksventrikulärer Hypertrophie, Kardiomegalie und Retinopathie. Die Entwicklung von Myokardinfarkten und Angina pectoris (in der Kategorie »andere ischämische Herzerkrankungen«) wurde durch die aktive Therapie nicht verhütet und war gleich häufig wie in der Placebo-Gruppe zu beobachten. Hierzu wird in der Zusammenfassung noch ausführlich Stellung genommen.

Die Autoren machen darauf aufmerksam, daß bei Langzeitbehandlung chronische Hyperurikämie, Hypokaliämie und reduzierte Glukosetoleranz bei den Überlegungen mit in den Wirkungs-Risiko-Quotienten einbezogen werden müssen. Sie empfehlen bei diastolischen Blutdruckwerten von 90 bis 105 mmHg anstelle der medikamentösen Behandlung »Gewichtskontrolle, mäßige Kochsalzrestriktion, Aufgabe des Rauchens und ein vernünftiges körperliches Training. Es erscheint angebracht, bei die-

Tab. 7: Aufgliederung der Komplikationen in der US Public Health Service Hospitals Study innerhalb von 10 Jahren (auszugsweise Wiedergabe, McFate Smith, 1977).

Gesamtzahl	Aktive Behandlung n = 193 ( ) = %	Placebo-Gruppe n = 196 ( ) = %
Alle Komplikationen	89 (46)	160 (82)
Hypertoniekomplikationen:	46 (24)	104 (53)
Apoplexie	1	6 (3)
Linksventrikuläre Hypertrophie	13 (7)	25 (13)
Kardiomegalie	16 (8)	23 (12)
Retinopathie	1	9 (5)
Nierenversagen	1	2 (1)
Myokardinsuffizienz	0	2 (1)
Atherosklerotische Komplikationen:	43 (22)	56 (29)
Myokardinfarkt	13 (7)	14 (7)
Kardiovaskuläre Todesfälle	2 (1)	4 (2)
Andere ischämische Herzerkrankungen	26 (14)	37 (19)
Behandlungsversager (Blutdruckanstieg)	0	24 (12)

sen (milden) Hypertonikern Medikamente so lange nicht zu geben, bis elektrokardiographische Veränderungen (wie Hypervoltage, linksventrikuläre Hypertrophie) auftreten oder der Blutdruck progressiv ansteigt. . . . Allgemeine Gesundheitsmaßnahmen und Behandlung anderer koexistenter Risikofaktoren mag eine vernünftige Alternative für diese große Gruppe von Hypertonikern darstellen« (McFate Smith).

Diskussion
Die Autoren verweisen auf die Notwendigkeit weiterer gut kontrollierter Studien von Hypertonikern mit milder Hypertonie. Diese Studie hat in Form des HDFP inzwischen stattgefunden. Allerdings muß wiederum auf die unterschiedlichen Aufnahmekriterien in den beiden Studien hingewiesen werden. Die Empfehlung, erst auf elektrokardiographische Veränderungen zu warten, bevor mit der Therapie begonnen werden soll, dürfte nicht länger zu verantworten sein. Es ist praktisch dieselbe Empfehlung, wie sie 1972 auf Grund der V. A.-Cooperative-Studie gegeben wurde: Patienten mit diastolischem Blutdruck von 90 bis 104 mmHg haben von der Behandlung sehr wenige Vorteile zu erwarten, *»es sei denn, sie haben kardiovaskuläre Komplikationen oder sie sind über 50 Jahre alt«.*
Zwar war das Durchschnittsalter der HDFP-Population bei Beginn der Studie 50 Jahre und ein gewisser Prozentsatz hatte bereits Komplikationen in den Zielorganen oder hatte andere Risikofaktoren, aber das überraschende Ergebnis dieser an immerhin 3903 intensiv behandelten und 3922 Hypertonikern der Kontrollgruppe mit diastolischem Blutdruck von 90 bis 104 mmHg durchgeführten Untersuchung war die Reduktion der Gesamtmortalität um 20%.

Nebenwirkungen von Diuretika
Selbstverständlich sind bei jeder Langzeittherapie Nebenwirkungen zu erwarten. Bei knapp einem Drittel der HDFP-Patienten kam es zur Hyperurikämie (>11 mg%) und ca. 15% der Patienten benötigten Kaliumchlorid wegen einer Hypokaliämie. Einerseits müssen Nebenwirkungen im Zusammenhang mit einer Therapie, die die Gesamtmortalität um 20% senkt, gesehen werden, andererseits können durch Erniedrigung der Dosierung des Diuretikums und den gleichzeitigen Einsatz eines β-Blockers diese genannten Nebenwirkungen verhütet werden.
Hyperglykämien waren dagegen relativ selten. Die Glukosewerte von Patienten der Intensivtherapiegruppe stiegen in den ersten 2 Jahren nur bei denjenigen Hypertonikern an, die gleichzeitig auch

Tab. 8: Cholesterin-Spiegel-Veränderungen in zwei Jahren bei Hypertonikern (Kuller, L., Neaton, J., Caggiula, A. and L. Falvo-Gerard: Primary Prevention of Heart Attacks. The Multiple Risk Factor Intervention Trial. Amer. J. Epidem. 112, 185–199, 1980).

Gewicht (Pfd.)		Cholesterin (mg/dl)	
		Diuretika	Keine Diuretika
10 +	Zunahme	+ 0,5	+ 0,3
5 – 9,9		– 0,6	– 5,3
0 – 4,9		– 5,7	– 7,9
0,1 – 5	Abnahme	– 7,0	– 10,4
5,1 – 10		– 9,2	– 17,4
10,1 +		– 14,4	– 26,2
Gesamt		– 7,6	– 13,2

an Gewicht zugenommen hatten. Bei Patienten mit Gewichtsreduktion während der 2 Jahre kam es dagegen – trotz gleich intensiver Diuretika-Therapie – zu keinem Anstieg der Serumglukosekonzentrationen (s. Abb. im Diabetes-Kapitel). Bei älteren Patienten (> 65 Jahre) muß evtl. unabhängig vom Gewicht mit Erhöhungen der Serumglukose unter Thiaziden gerechnet werden.

Die Hyperurikämie wurde ebenfalls bei Hypertonikern, die an Gewicht abnahmen nicht beobachtet. Im Gegenteil, die Serumharnsäurewerte sanken gegenüber dem Ausgangswert nach 2 Jahren sogar leicht ab. Bei Patienten mit stabilem Gewicht, war ein Serumharnsäure-Anstieg um rund 10% vom Ausgangswert, bei Patienten mit über 20 Pfd. Gewichtszunahme ein Anstieg um 20% vom Ausgangswert festzustellen. Ähnliche Beobachtungen mit Senkung des Cholesterinspiegels vom Ausgangswert machten wir bei Gewichtsreduktion und leichten Anstiegen der Cholesterinwerte bei Gewichtszunahme. Identische Beobachtungen wurden jetzt aus dem MRFIT*- Programm mitgeteilt. Bei Gewichtszunahme von ≧ 10 Pfd. und gleichzeitiger Einnahme von Diuretika ist ein leichter Anstieg der Cholesterinwerte über 2 Jahre zu beobachten. Bei Gewichtsabnahme findet sich eine Reduktion des Serumcholesterins vom Ausgangswert, aber ohne Diuretika-Behandlung ist die Cholesterinsenkung deutlich stärker bei Gewichtsabnahme im Vergleich zu Hypertonikern, die Diuretika regelmäßig einnehmen (Tab. 8).

Die Nebenwirkungen einer Langzeit-Diuretika-Therapie müssen also im Hinblick auf Gewichtsveränderungen gesehen und ihr gehäuftes Auftreten als Funktion der Gewichtszunahme interpretiert werden, wobei 60% der Hypertoniker im HDFP-Experiment schwer übergewichtig waren (≧20% über Normalgewicht).

* Multiple Risk Factor Intervention Trial

Australische nationale Blutdruck-Studie
Die Leitung der vermutlich vorletzten* Hypertonie-Langzeit-Studie (Australian National Blood Pressure Study) hatte das australische Blood Pressure Study Management Committee. Die Publikation erfolgte im Lancet am 14. Juni 1980 als »Report by the Management Committee« unter dem Titel: The Australian Therapeutic Trial in Mild Hypertension (S. 1261–1267).

Methode
Aufnahmekriterien waren ein diastolischer Blutdruck zwischen 95 und 109 mmHg mit einem systolischen Blutdruck unter 200 mmHg, und das Alter von 30 bis 69 Jahren. 3323 Hypertoniker wurden in zwei Gruppen, einer mit aktiver Stufentherapie, die andere mit Placebo-Behandlung, über 3 Jahre und 8 Monate verfolgt. Im Verlaufe der Randomisierung ergab sich, daß 2065 Patienten einen diastolischen Blutdruck >100 mmHg hatten, von denen bei Beginn der Studie sogar 26%, d. h. 530 Patienten, Blutdruckwerte von >110 mmHg aufwiesen. Alle Patienten mußten ein normales EKG haben. Myokardinfarkt, Apoplexie, Nierenerkrankung, Diabetes, Gicht, antihypertensive Behandlung in den vergangenen drei Monaten waren alles Ausschlußfaktoren, so daß diese Studie sich mit mehr Hypertonikern der schweren Hypertoniegrade befaßte, die aber gleichzeitig »gesünder« waren als die HDFP-Population. Die Therapie bestand in einem ähnlichen Stufenprogramm wie in der HDFP-Studie, beginnend mit einem Diuretikum, falls nötig zusätzlich Methyldopa, Propranolol oder Pindolol; ferner standen Hydralazin und Clonidin als Ersatzpräparate zur Verfügung. Die Kontroll-Gruppe erhielt Placebo-Tabletten. Im Gegensatz zum HDFP (mit Zielblutdruck von 10 mmHg Senkung bei Ausgangswerten von 90 bis 100 mmHg) war das Ziel der australischen Studie, den diastolischen Blutdruck unter 95 mmHg zu halten.

Ergebnisse
Die Dauer der Studie von nur 3 Jahren und 8 Monaten wurde u. a. durch die 34% der Patienten bestimmt, die vorzeitig die Behandlung abbrachen. Die letalen kardiovaskulären Erkrankungen traten in der aktiven Therapiegruppe signifikant seltener auf als in der

---

* Das letzte Großexperiment wird derzeit in England unter Leitung des Medical Research Council durchgeführt. Ergebnisse werden vermutlich erst im zweiten Halbjahr 1981 veröffentlicht.

Tab. 9: Australische Hypertoniebehandlungsstudie. Auftreten von Erkrankungs- und Todesfällen (Inzidenz-Zahlen) (Managem. Committee, 1980).

	Therapie n = 1721		Placebo n = 1706	
	Anzahl	Rate	Anzahl	Rate
Tödlicher Ausgang:				
Kardiovaskulär	4	0,8	13	2,5*
nicht kardiovaskulär	5	0,9	6	1,2
alle Todesfälle	9	1,7	19	3,7**
Nicht tödlicher Ausgang	82	15,5	108	20,8*
Gesamtzahl	91	17,2	127	24,5***

* $p < 0,025$; ** $p < 0,05$; *** $p < 0,01$.

Tab. 10: Australische Hypertoniebehandlungsstudie. Anzahl von Erkrankungs- und Todesfällen in diagnostischen Untergruppen (Managem. Committee, 1980).

	Therapie	Placebo
Ischämische Herzerkrankung:		
Tödlich	2	8
nicht tödlich:		
a) Myokardinfarkt	18	17
b) andere I.H.E.*)	50	63
Gesamtfälle	70	88
Cerebrovaskuläre Erkrankung:		
Tödlich	2	4
nicht tödlich:		
a) Hämorrhagie od. Thrombose	7	13
b) zerebrovaskuläre Insuffizienz	3	8
Gesamtfälle	12	25
Andere Todesursachen:		
Aortenaneurysma	0	1
nicht kardiovaskulär:		
a) Karzinom	1	2
b) andere	4	4
Andere Erkrankungen:		
Retinopathie	1	4
Myokardinsuffizienz	2	1
Nierenversagen	1	2
Gesamtzahl	91	127

*) Angina pectoris und Ischämiezeichen im EKG

Placebo-Gruppe (Tab. 9) – ein weiterer Grund für den Abbruch der Studie nach weniger als vier Jahren.

Die hypertoniebedingten Todesfälle und die nicht letal verlaufenden zerebrovaskulären Erkrankungen waren in der aktiven Therapiegruppe ebenfalls signifikant niedriger (Tab. 10): Bei gesonderter Erfassung aller zerebrovaskulären tödlichen und nicht letalen Komplikationen waren die Raten in der aktiven Therapiegruppe um die Hälfte niedriger. Nur letale Myokardinfarkte und die Kategorie »andere ischämische Herzerkrankungen« zeigten signifikante Unterschiede zur Placebo-Gruppe.

Allerdings muß auf die 34% Ausscheider aus der Studie ausdrücklich hingewiesen werden, da dieser Prozentsatz u. U. die Ergebnisse nicht unerheblich beeinflußt haben könnte.

Diskussion
Die australische Studie kann als wertvolle Ergänzung der HDFP-Studie angesehen werden. Die Aufnahmekriterien der beiden Studien waren diametral entgegengesetzt: Die Patienten der HDFP-Studie waren belastet mit zahlreichen Risikofaktoren, die australischen Hypertoniker dagegen waren besonders ausgewählt worden, indem solche mit Risikofaktoren nicht in die Studie aufgenommen wurden. Diese Tatsache und die Blutdruck-Kategorien 90 bis 104 mmHg (HDFP) und 95 bis 110 mmHg (australische Studie) erklären hinreichend die unterschiedlichen Resultate. Die kürzere Dauer der australischen Studie, die gegenüber dem HDF-Programm erheblich geringere Patientenzahl und die Tatsache, daß das HDF-Programm mit Ko-Morbidität zu Beginn der Studie belastet war, haben alle zu der geringeren Zahl an kardio- und zerebrovaskulären Komplikationen in dem australischen Experiment beigetragen (s. dazu auch Tab. 14). Wenn Hypertoniker mit *Risikofaktoren* (Diabetes, Gicht) und *Komplikationen der Erkrankung* (Nierenerkrankung, Herzinfarkt, Apoplexie, linksventrikuläre Hypertrophie im EKG etc.) in einer aktiven Therapie- und Kontrollgruppe verglichen werden, ist offenbar bei den milden Hochdruckformen ein besonders günstiges Resultat zu erwarten, wie das große Zahlenmaterial der HDFP-Studie gezeigt hat. Das bedeutet aber nicht, daß man asymptomatische und risikofaktorenfreie Hypertoniker unbehandelt lassen sollte, wie McFate Smith dies forderte. Im Gegenteil, um die Komplikationen in den drei Zielorganen zu verhüten, ist eine medikamentöse Therapie auch milder Hochdruckformen indiziert.

Oslo-Studie zur Behandlung der milden Hypertonie

Im November 1980 (Amer. J. Med. 69: 725–732, 1980) wurden nunmehr auch die Ergebnisse der 5jährigen Oslo-Studie zur Behandlung der milden Hypertonie bekannt gegeben. 406 Männer im Alter von 40 bis 49 Jahren mit Blutdruck-Werten von 150 bis 179 mmHg systolisch und <110 mmHg diastolisch, erhielten Intensivtherapie. Die 379 Männer der Kontrollgruppe bekamen keine Placebotabletten.

Die wichtigsten Befunde sind:
1. Kein Unterschied in der Gesamtsterblichkeit oder Mortalität an kardiovaskulären Erkrankungen.
2. Linksventrikuläre Hypertrophie, Aneurysma dissecans mit tödlichem Ausgang und Linksherzversagen traten nur in der Kontrollgruppe auf.
3. Plötzlicher Herztod wurde in sechs Fällen in der Behandlungs- und in zwei Fällen in der Placebo-Gruppe diagnostiziert, während Myokardinfarkte in beiden Gruppen mit je acht Fällen auftraten.
4. Zerebrovaskuläre Komplikationen fanden sich nur in der Kontrollgruppe (Helgeland, A.: Treatment of mild hypertension: A five year controlled drug trial.)

Im Gegensatz zu der HDFP-Studie waren die Männer, ebenso wie in der australischen Studie, asymptomatisch, mit negativer Anamnese für kardiovaskuläre Krankheiten, mit normalem EKG, frei von Diabetes, Retinopathie, Nierenerkrankungen etc. und ohne Hypertoniebehandlung während der letzten 12 Monate.

Der Kommentar des Autors dieser Studie, Dr. Helgeland, ist nicht unwichtig: »Im Hinblick auf die relativ kleinen Behandlungsgruppen und die kurze Beobachtungszeit konnte vernünftigerweise keine signifikante Auswirkung auf die Mortalität erwartet werden. Daher sollten keine Werturteile über den Effekt der antihypertensiven Behandlung auf die Mortalität anhand dieser Studie gefällt werden.«

Tab. 11: Gesamtsterblichkeit innerhalb von 5 Jahren entsprechend drei Altersgruppen in der Intensivtherapie- und Kontroll-Gruppe bei milder Hypertonie (diastolischer Blutdruck 90 bis 104 mmHg) (HDFP, 1979).

Alter (Jahre)	Intensivtherapie (n)	Kontrollgruppe (n)	Todesfälle Intensivtherapie (n)	Todesfälle Kontrollgruppe (n)	Mortalität (%)	
30–49	1729	1726	50	50	2,9	2,9
50–59	1340	1335	76	110	5,7	8,2
60–69	834	861	105	131	12,6	15,2

Es erscheint mir wesentlich, darauf hinzuweisen, daß diese Studie den Ergebnissen der HDFP-Studie in keiner Weise widerspricht, denn auch in der HDFP-Studie wurden keine Unterschiede in der Gesamtmortalität bei Hypertonikern unter 50 Jahren gefunden (Tab. 11).

Nordkarelien-Studie
Aus dem *Nordkarelien-Projekt,* das seit 1972 die dort lebende Bevölkerung auf kardiovaskuläre Risikofaktoren untersucht und diese beeinflußt, wurde mitgeteilt, »daß die jährliche Apoplexie-Inzidenzrate 1975 auf 1,9 pro 1000 Männer und auf 1,8 pro 1000 Frauen reduziert war. Die Letalität innerhalb von drei Wochen nach der Apoplexie wurde in den Jahren 1972 bis 1975 von 23% auf 17% bei Männern und von 27% auf 10% bei Frauen reduziert. Im Vergleich mit den zwei Jahren 1970 und 1971 vor Beginn des Nordkarelien-Projektes kann bereits in den ersten drei Jahren nach Beginn dieses Programms eine Reduktion der Gesamtmortalität und der Infarktmortalität bei Männern und Frauen mittleren Lebensalters konstatiert werden«.
Dieses Ergebnis ist um so bemerkenswerter, als »die Blutdruckwerte in Nordkarelien höher liegen als in anderen Teilen Finnlands: Die Prävalenz der Hypertonie beträgt bei 30- bis 59jährigen Männern ca. 20% und bei gleichaltrigen Frauen ca. 26%!
Karvonen und Keys fanden in ihrer epidemiologischen Untersuchung, daß der Salzverbrauch in Ost-Finnland hoch ist. Die Nordkarelien-Bevölkerung hat die bisher höchste bekannt gewordene Kombination der drei Risikofaktoren Hypertonie, Hypercholesterinämie und Rauchen« (Puska et al., Tuomilehto et al.).
Nissinen et al. führten die Patienten-Compliance in der Medikamenteneinnahme auf das Hypertonie-Kliniksystem zurück, das von Krankenschwestern geführt wird. Die Ärzte verschreiben die Medikamente, aber die Krankenschwestern regulieren die Dosierung in Zusammenarbeit mit den Ärzten, eine Neueinführung in die Hypertoniekontrolle, wie sie auch im HDF-Programm bereits beschrieben wurde. Unter der Überschrift »Das Mismanagement der Hypertonie« hat Freis (1977) dafür plädiert, Krankenschwestern in verstärktem Maße in Hypertoniekliniken einzusetzen und jeden Patienten einer bestimmten Schwester zuzuteilen. Ärzte sollen nur noch die Oberaufsicht führen und für Konsultationen zur Verfügung stehen. »Es ist klar, daß eine Universitätsklinik im traditionellen Sinn für die Behandlung der Hypertonie nicht mehr akzeptabel ist. Der Schwester muß eine primäre Rolle in der Be-

handlung der unkomplizierten Hypertonie überlassen werden« (Alderman u. Ochs, 1977).

Schwedische Langzeitstudie mit Beta-Blockern

Die *erste Langzeituntersuchung,* die bei schweren Hypertonikern eine *Reduktion der Koronarmortalität* demonstriert hat, wurde in Schweden von *Berglund et al.* durchgeführt. Die Patienten waren Männer im Alter von 47 bis 54 Jahren. 696 Patienten wurden der Therapiegruppe (75% erhielten Betablocker) und 330 der Kontrollgruppe zugeteilt. Die Beobachtungsdauer belief sich auf 4½ Jahre. Der Blutdruck bei Beginn der Studie war in beiden Gruppen >175 mmHg systolisch und/oder >115 mmHg diastolisch.

Wie Abb. 1 zeigt, ist bei Zusammenlegung der tödlichen und nicht letalen Myokardinfarkte ein statistisch signifikanter Unterschied zwischen der Behandlungs- und Kontrollgruppe zu beobachten (p <0,05).

Die beiden Gruppen sind nicht in jeder Hinsicht vergleichbar, da

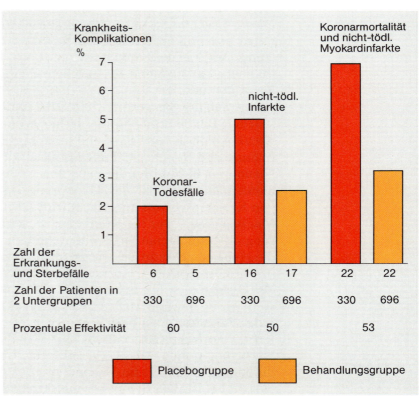

Abb. 1: Die prozentuale Inzidenz von Infarkt-Todesfällen und nicht tödlichen Myokardinfarkten in der Kontroll- (links) und Behandlungs-Gruppe (rechts) (Berglund et al., 1978).

die Patienten der Behandlungsgruppe einen engen Arztkontakt hatten. Die üblichen Risikofaktoren waren in beiden Gruppen gleichmäßig verteilt; andererseits befanden sich in der Kontrollgruppe mehr Patienten mit labilen Hypertoniewerten als in der Behandlungsgruppe mit mehr stabilen Hochdruckwerten.
Die Autoren präsentierten zwei weitere Berichte über ihre Studien 1978 im Lancet und 1979 im Brit. J. Clinic. Pharmac. (Wilhelmsen et al.). Einige Zahlen wurden geringfügig verändert, aber die Ergebnisse sind mit den früher berichteten identisch. *Interessant ist, daß die signifikante Reduktion der Mortalität an ischämischen Herzerkrankungen nicht durch erhöhte Mortalität von anderen Ursachen »kompensiert« wurde; im Gegenteil, in der Behandlungsgruppe fand sich – ähnlich wie in der HDFP-Studie – eine Senkung der Sterblichkeit an allen Ursachen.*
Es mag wichtig sein, daß die obere Altersgrenze in der schwedischen Studie bei 54 Jahren lag, während sie im HDF-Programm mit 69 Jahren zu Beginn der Studie angesetzt war.

Behandlung der Hypertonie im Alter
Zu diesem Thema liegen bisher nur wenige kontrollierte Studien vor, aber es läßt sich in den letzten Jahren ein deutlicher Trend zur Notwendigkeit der Behandlung erkennen. Kirkendall und Hammond (1980) formulierten in diesem Sinne: »Die neueren Studien sprechen dafür, daß ältere Patienten mit diastolischem Blutdruck ≥ 90 mmHg von der medikamentösen Behandlung profitieren.«
Im HDF-Programm wurden im Alter von 60 bis 69 Jahren 34 012 Personen untersucht, von denen 27% diastolische Blutdruckwerte ≥ 90 mmHg aufwiesen. *Fünf Jahre nach Beginn der Studie lag die Gesamttodesursachen-Häufigkeit in der Stufentherapiegruppe um 17% niedriger als in der Kontrollgruppe,* wenn man die größte Gruppe mit diastolischem Blutdruck von 90 bis 104 mmHg betrachtet. Dieser Erfolg ist also durchaus vergleichbar mit den Resultaten, wie sie bei jüngeren Hypertonikern erzielt worden sind und sie sprechen eindeutig für die Behandlungsbedürftigkeit von Hypertonikern, auch jenseits des 60. Lebensjahres (Curb et al., 1980).

Linksventrikuläre Hypertrophie im EKG
Ein objektiver Beweis, daß elektrokardiographische Veränderungen bei Hypertonikern, die bereits als Indikatoren oder Risikofaktoren für die Entwicklung der ischämischen Herzerkrankungen angesehen werden, bei regelmäßiger Langzeitbehandlung signifikant

seltener auftreten als in der Kontrollgruppe, wurde aus dem HDF-Programm bekannt gegeben (»Letter to the Editor« by the Principal Investigators. J. Am. Med. Ass. 19. 9. 1980). In allen drei Blutdruckbereichen betrug der Prozentsatz neuer Fälle von linksventrikulärer Hypertrophie etwa 2%, während dieser Prozentsatz in der Kontrollgruppe von diastolischen Blutdruckwerten zwischen 90 und über 115 mmHg um das Doppelte höher lag. Eine der besten Arbeiten zu diesem Thema stammt aus der V. A.-Studie (Poblete et al., 1973). 137 Hypertoniker unter medikamentöser Therapie wurden mit 143 Hypertonikern unter Placebo-Behandlung mit durchschnittlicher Beobachtungsdauer von 2,9 Jahren verglichen. Die Kontrollgruppe ist wichtig, da spontane Rückbildungen von EKG-Befunden – wenn auch selten – auftreten können.
Bei Patienten, deren EKG keine Zeichen von linksventrikulärer Hypertrophie (LVH) zu Beginn der Studie aufwiesen, belief sich die Inzidenz, das Neuauftreten von pathologischen QRS-Komplexen, ST-Segment-Senkungen, T-Wellen-Abflachung oder Inversion in der Medikamentengruppe auf ein Viertel der pathologischen EKGs, die sich in der Placebo-Gruppe entwickelten.
Bei Patienten, deren EKG zu Beginn der Studie LVH anzeigten, wurde die Normalisierung pathologischer QRS-Komplexe und ST-Segment-Senkungen in der Medikamentengruppe 2½ mal häufiger diagnostiziert als in der Placebo-Gruppe.
Die Autoren verweisen auf eine interessante Beobachtung: In der Medikamentengruppe erwies sich die Hypertoniebehandlung als wirksam auf die Prävention der ST-Segment-Senkung und der T-Wellen-Abflachung oder Inversion, und zwar unterschiedlich in zwei diastolischen Blutdruck-Kategorien: Bei Werten von 105 bis 114 mmHg war die Wirksamkeit in bezug auf die Verhütung besagter pathologischer EKG-Zeichen 69%, aber bei Blutdruckwerten unter 105 mmHg wurde die Wirksamkeit mit 91% errechnet. Es kann sich um eine Zufallsbeobachtung handeln, aber in zukünftigen Studien ist auf die Unterteilung in die unterschiedlichen Blutdruck-Bereiche zu achten. »Der Mechanismus der ST-T-Wellenveränderungen bei LVH ist noch unklar. Traditionsgemäß werden diese Veränderungen als Belastung des linken Ventrikels mit erhöhtem Sauerstoffbedarf angesehen. Diese ST-T-Wellenveränderungen bedeuten wahrscheinlich eine chronische Ischämie im linken Ventrikel, die durch Blutdrucksenkung verhütet oder rückgängig gemacht werden kann« (Poblete et al., 1973).
Um eine Normalisierung pathologischer EKGs zu erreichen, ist es nach Poblete et al. notwendig, den Blutdruck auf normotone

Werte zu senken. Die gleiche Veterans Administration Studien-Gruppe leistete allerdings 1974 (Taguchi und Freis) einen interessanten Beitrag zu der Frage »völlige« oder »Teil«-Normalisierung des Blutdrucks.
Wie die Tabelle 12 zeigt, sind in einer Beobachtungszeit von etwas über drei Jahren bei 62 sehr gut eingestellten Patienten die diastolischen Blutdruckwerte von 103 auf 76 mmHg gesenkt worden. Bei *10%* dieser Patienten wurden folgende Komplikationen beobachtet: ein plötzlicher Herztod, eine Aneurysma-Ruptur, vier Myokardinfarkte.

Tab. 12: Teilweise Kontrolle der Hypertonie und Verhütung von Komplikationen (Taguchi und Freis, 1974).

Hypertensive Patienten (n)	Erreichte diastolische RR-Senkung	Komplikationsrate (%)
62 gute Einstellungen	von 103 mmHg auf 76 mmHg	10
67 ungenügende Einstellungen	von 105 mmHg auf 98 mmHg	15
190 Placebo	—	29

Eine ungenügende Blutdrucksenkung von 105 mmHg auf 98 mmHg wurde bei 67 Patienten erreicht und in *15%* wurden folgende Komplikationen diagnostiziert: vier Apoplexien, drei Myokardinfarkte, drei Patienten entwickelten Vorhofflimmern. Dagegen zeigte die Kontrollgruppe unter Placebo-Behandlung mit *29%* eine fast dreifache Steigerung der Komplikationen im Vergleich zu den sehr gut eingestellten Patienten.

Zusammenfassung und Schlußfolgerung: Die Verhütung des Herzinfarktes durch intensive Hochdruckbehandlung

Die 70er Jahre waren im Bereich der Hypertonieforschung durch die vorherrschende Meinung gekennzeichnet, daß die sogenannten atherothrombotischen Komplikationen der Hypertonie, insbesondere Myokardinfarkt und ischämische Herzerkrankung trotz intensiver Behandlung nicht vermeidbar sind. Diese Behauptungen stützten sich hauptsächlich auf die Ergebnisse von zwei Studien, die im Vorhergehenden besprochen wurden, die U.S.P.H.S. Hospitals Cooperative Studie und die Veterans Administration Studie. In der ersten Studie, in der das Durchschnittsalter bei Beginn 44 Jahre betrug, mit oberer Altersgrenze von 55 Jahren, stellte McFate Smith fest: »Blutdrucksenkung erzielte keine Schutzwirkung vor dem Herzinfarkt; außerdem traten Angina pectoris, pathologischer Master's Test und andere EKG-Zeichen, die als ischämische Koronarerkrankungen zu interpretieren sind, mit gleicher Häufigkeit in der aktiven Therapie – und in der Placebo-Gruppe auf. Da keine Unterschiede in dem Neuauftreten von atherosklerotischen Komplikationen bestanden, sind die günstigen Auswirkungen der antihypertensiven Behandlung auf die Verminderung und teilweise Verhütung der rein hypertoniebedingten Komplikationen beschränkt.«

Die 2. Studie (Veterans Administration Cooperative Studie) wurde von Freis 1979 noch einmal in ihren Resultaten folgendermaßen dargestellt: »Komplikationen, wie hämorrhagische Apoplexie, Myokardversagen, Nierenversagen und Aneurysma dissecans wurden in der Therapiegruppe überhaupt nicht beobachtet. Dagegen waren Myokardinfarkt, A-V Block, Vorhofflimmern und atherosklerotisches Aneurysma nahezu mit derselben Häufigkeit auf Therapie- und Placebogruppe verteilt.

Diese Ergebnisse sind so zu verstehen, daß eine antihypertensive Behandlung wirksam ist gegenüber den hypertoniebedingten Komplikationen, jedoch ohne sichtbaren Vorteil in der Prävention atherosklerotischer Komplikationen, insbesondere solcher, die die Koronararterien betreffen. Die Resultate kann man mit dem Hinweis interpretieren, daß der Wandschaden an der Koronararterie frühzeitig im Verlauf der Hochdruckerkrankung einsetzt, und daß, wenn der Schaden gesetzt ist, die Atherosklerose unabhängig vom Grad der Hypertonieüberwachung progressiv fortschreitet. Die unterschiedliche Wirksamkeit in der Behandlung der hypertoniebedingten, im Gegensatz zu den atherosklerotisch bedingten Komplikationen bietet sich als Erklärung für den geringeren therapeutischen Nutzen bei niedrigen diastolischen Blutdruckwerten an.«

Freis hat bei diastolischen Blutdruckwerten von 115 bis 129 mmHg das Auftreten von Komplikationen bei Nichtbehandlung in der Placebogruppe gegenüber aktiver Therapie im Verhältnis 27:1 gezeigt; bei diastolischen Blutdruckwerten von 105 bis 114 mmHg betrug dieses Verhältnis 4:1 und bei diastolischen Blutdruckwerten von 90 bis 104 mmHg 1,5:1. Freis betonte, daß die koronare Herzkrankheit fast exclusiv bei Patienten mit diastolischem Blutdruck von 90 bis 114 mmHg auftrat – er gab zu, daß man größere Patientenzahlen von Hypertonikern mit längerer Beobachtungsdauer benötige, um zu endgültigen Aussagen zu gelangen. Aber in einem »State of the Art«- Referat, ebenfalls 1979, wiederholte er: »Die V. A.- und die U.S.P.H.S. Hospitals Studien haben überzeugend demonstriert, daß die Kontrolle des Hochdrucks mit Antihypertensiva das Risiko aller Komplikationen, mit Ausnahme der Koronarerkrankungen signifikant reduziert. Die Studien bestätigten die Wirksamkeit der Behandlung in der Prävention der meisten Komplikationen, außer Herzinfarkt und plötzlichem Herztod.«

Ganz offensichtlich wurde hier ein vorläufiges Ergebnis zu einer dogmatischen Hypothese erhoben. Eine Reihe von Kritikern haben sich inzwischen zu Wort gemeldet. Kannel (1978) sprach von dem immer wiederkehrenden Defekt der Studien, daß sie nicht frühzeitig genug begonnen und nicht lange genug weitergeführt wurden. Stamler (1978) fügte hinzu: »Das V. A. Hospital Experiment war zahlenmäßig mit 264 und 259 Männern in den beiden Vergleichsgruppen zu knapp, um das Problem der Verhütung von Koronarerkrankungen zu lösen. Um dieses Problem anzugehen, brauchte man mindestens zehnmal so viele Patienten mit Hypertonie in beiden Gruppen. Unter Berücksichtigung dieses Einwands ist es dennoch bemerkenswert, daß die aktive Therapiegruppe in der V.A.-Studie nur die Hälfte der Koronarmortalität zeigte wie die Placebogruppe. In der Placebo- und der Therapiegruppe traten plötzliche Herztodesfälle im Verhältnis von 4:1 auf. Die Gesamttodesraten betrugen *12 und 6*. Das bedeutet, daß zumindest (trotz der kleinen Zahlen) ein Trend feststellbar war, der die aktive Therapiegruppe begünstigte.« An anderer Stelle hat Stamler (1979) darauf verwiesen, daß die Unterteilung in atherosklerotisch induzierte und hypertonieinduzierte Komplikationen künstlich sei. »Apoplexien treten in beiden Formen auf, hämorrhagisch und atherothrombotisch; bei Männern im Alter der V.A.-Studie (im Durchschnitt 50 Jahre) ist die Mehrzahl der Apoplexien atherothrombotisch. Deshalb ist der Standpunkt, daß im V.A.-Experiment die Hypertoniebehandlung atherosklerotische Erkrankungen nicht beeinflußt hätte, nicht korrekt. Der zweite Punkt, daß die Ergebnisse der Hypertoniebehandlung in bezug auf Koronargefäßerkrankungen negativ ausgefallen seien, ist eine Fehldeutung. Tatsächlich zeigen nämlich die V.A.-Daten einen 2:1-Unterschied beim plötzlichen Herztod und bei allen letal verlaufenen Koronarerkrankungen unter Begünstigung der Therapiegruppe. Die Patientenzahl war zu klein, um diesen Fragenkomplex wissenschaftlich zu klären und daher sind die Unterschiede in den beiden Gruppen nicht signifikant.«

Die Tabelle 13 zeigt die Ergebnisse beider Studien (V.A. und U.S.P.H.S.) mit dem Auftreten von plötzlichem Herztod und tödlichem Infarkt, wobei in den beiden Placebo-Gruppen die kleine-

Tab. 13: Tödliche Herzinfarkte bei Hypertonikern in den Behandlungs- und Kontrollgruppen (Heyden, 1981).

Studien		Aktive Therapie	Kontroll-Gruppen
„Veterans Administration" Krankenhaus	(diast. 90–125 mmHg)	264	259
„U.S. Public Health Service" Krankenhäuser	(diast. 90–115 mmHg)	193	196
	Gesamt	457	455
Plötzlicher Herztod und tödlicher Infarkt „Veterans Administration" Krankenhaus	(in 3 Jahren)	6	11
„U.S. Public Health Service" Krankenhäuser	(in 10 Jahren)	2	4
	Gesamt	8	15

ren Zahlenangaben verwendet wurden. Es bestehen nämlich Diskrepanzen in den diversen Literaturangaben, d. h. in der Placebo-Gruppe der V.A.-Studie sind es einmal elf, ein anderes mal zwölf Patienten und in zwei Publikationen aus der U.S.P.H.S.-Studie heißt es in der ersten, daß vier Patienten eines plötzlichen Herztodes und am Infarkt starben, in der zweiten, daß es fünf Patienten waren. Das Resultat dieser Übersichtstabelle verblüfft hinsichtlich der klaren Aussage über die Verhütung letaler koronarer Herzerkrankungen. *Wenn wir akzeptieren, daß die nicht letalen Koronarerkrankungen in beiden Studien gleich häufig auftraten, so ist trotz der kleinen Zahlen das dargestellte Ergebnis außerordentlich wichtig. Es berechtigt sicherlich nicht zu einer fatalistischen,* und noch dazu dogmatisch vorgetragenen *Einstellung* in bezug auf die Wirksamkeit der Hypertonietherapie zur Verhütung des Infarkt-Todes.

Diese Befunde werden in ihrer Aussagekraft durch die zwei letzten Langzeitstudien aus Australien und dem HDF-Programm bestärkt. Die Autoren der australischen Studie stellen fest: »Bei HDFP-Patienten, die in ihren Ausgangsblutdruckwerten von 90 bis 104 mmHg denen der australischen Studie am nächsten kamen, traten in der Therapiegruppe 30 Todesfälle durch ischämische Herzerkrankung und in der Kontrollgruppe 56 Fälle auf.« Die tabellarische Übersicht dieser zwei Studienergebnisse (Tab. 14) läßt jeden Zweifel an der Verhütbarkeit letaler Koronarerkrankungen durch intensive Hypertoniebehandlung verschwinden. Das austra-

Tab. 14: Tödliche Herzinfarkte bei milden Hypertonikern in den Behandlungs- und Kontrollgruppen während 4–5 Jahren
(Aus der HDFP-Studie wurde nur die Untergruppe mit diastol. BD-Werten 90–104 mmHg aufgeführt, Heyden, 1981).

Land (Patienten 30–69 Jahre)		Aktive Therapie	Kontroll-Gruppen
„Australische Studie"	(diast. 95–110 mmHg)	1721	1706
USA: „Hypertonie Fahndungs- und Behandlungs-Programm"	(diast. 90–104 mmHg)	3903	3922
	Gesamt	5624	5628
Tödliche Infarkte „Australische Studie"	(in 4 Jahren)	2	8
USA: „Hypertonie Fahndungs- und Behandlungs-Programm"	(in 5 Jahren)	30	56
	Gesamt	32	64

lische Management Committee beschloß seinen Bericht mit dem Satz: »Wenn wir die Reduktion in der Zahl der Komplikationen in unserem Experiment auf die australische Bevölkerung übertragen, läßt sich schätzen, daß zumindest über einen Zeitraum von vier Jahren durchschnittlich 7000 weniger kardiovaskuläre Krankheiten pro Jahr einschließlich 2000 weniger Apoplexien und 2000 weniger Todesfälle pro Jahr auftreten.« Für die Amerikaner wird – auf Grund der absoluten Reduktion der Gesamtmortalität in der Intensivgruppe – bei Anwendung der Intensivtherapie auf alle 25- bis 74jährigen »milden« Hypertoniker (90 bis 104 mmHg) sogar mit der »Verhütung von 60 000 bis 80 000 vorzeitigen Todesfällen pro Jahr« gerechnet (Levy und Ward, 1980).

Appendix: Zum Thema »milde Hypertonie«

Auszug aus den Kommentaren von Dr. R. I. Levy, Direktor des Nationalen Herz-Lungen-Blut-Instituts, Dr. G. H. Payne, wissenschaftlicher Projektberater der HDFP-Studie, Dr. H. Langford, Vorsitzender des HDFP-Komitees, Dr. J. Stamler, Vizepräsident des HDFP-Komitees, anläßlich der Pressekonferenz am 27. 12. 1979 in Bethesda, Maryland, bei der Vorstellung der HDFP-Studienergebnisse:
»Personen mit hohem Blutdruck, die unter systematischer Behandlung stehen, leben erheblich länger als Hypertoniker, die keine oder nur sogenannte Routinebehandlung erhalten. Wenn heute jeder Hypertoniker die systematische Behandlung bekommen würde, wäre es möglich, die vorzeitigen Todesfälle unter Hypertonikern um 17% zu reduzieren« (alle Blutdruckkategorien).

»Anders betrachtet heißt das, daß heute wahrscheinlich Zehntausende von Amerikanern mit hohem Blutdruck zu einem weit früheren Zeitpunkt sterben.«

»Von den ungefähr 25 Millionen Amerikanern mit sogenannter milder Hypertonie werden Millionen nur deshalb nicht behandelt, weil sie selbst oder ihre Ärzte finden, daß die Behandlung milder Hochdruckformen wenig Nutzen bringt. Bis jetzt gab es ja auch keinen eindeutigen wissenschaftlichen Beweis für die Vorteile der Therapie bei dieser Gruppe von Patienten.«

»Diese Studie (HDFP) hat klar gezeigt, daß die systematische und wirkungsvolle Behandlung der *milden* Hypertonie vorzeitige Todesfälle um 20% reduziert« (Blutdruck 90/104 mmHg).

»Für die Millionen von Amerikanern mit hohem Blutdruck besagt diese Studie: Lassen Sie sich behandeln und bleiben Sie unter Behandlung. Es bedeutet für Sie eine Lebensverlängerung – mehr Jahre, die Sie mit ihrer Familie verbringen können.«

»Für die Ärzte, deren Patienten Hochdruck haben, besagt diese Studie: Unternehmen Sie alles, damit Ihr Patient Ihren Anweisungen folgt und unter Behandlung verbleibt. Ferner geht aus dieser Studie hervor, daß Sie Ihren Patienten mit milder Hypertonie jetzt eine Behandlung zukommen lassen, die zusätzliche Lebensjahre bedeuten können.«

Folgende Empfehlungen wurden in dem 1980 veröffentlichten Bericht des gemeinsamen nationalen Komitees zur Erkennung, Bewertung und Behandlung des hohen Blutdrucks gegeben: »Diätetische Behandlung ist ein vernünftiger erster Schritt bei jungen Patienten mit unkomplizierter milder Hypertonie, die keine zusätzlichen Risikofaktoren aufweisen. Um erfolgreich über längere Zeit zu sein, ist es nötig, eine detaillierte Ernährungsberatung durchzuführen. Wenn bereits die diätetische, d. h. nicht medikamentöse Behandlung, den Blutdruck senkt und auf normalen Werten hält, kann man dies als definitive Therapie bezeichnen. Wenn sich jedoch eine Kostumstellung nach einem adäquaten Zeitraum als unwirksam in der Normalisierung des Blutdrucks herausstellt, sollte die medikamentöse Behandlung zusätzlich erwogen werden.«

Literatur

1. *Alderman, M. H.*, and *Ochs, O. S.*: Treatment of hypertension at the University Medical Clinic. Arch. Intern. Med. 137: 1707–1710, 1977.
2. *Berglund, G., Andersson, O.*, and *Wilhelmsen, L.*: Treatment of hypertension in the community: A preliminary report. Acta Med. Scandin., Supp. 606, 11–17, 1977.

3. *Berglund, G., Sannerstedt, R., Andersson, O., Wedel, H., Wilhelmsen, L., Hansson, L., Sivertsson R.,* and *Wikstrand, J.:* Coronary heart-disease after treatment of hypertension. Lancet (January 7) pp. 1–9, 1978.
4. *Curb, J. D., Schnaper, H., Williams, W., Berman, R., Entwisle, G.,* and *Kass, E.:* Hypertension Detection and Follow-up Program, Hypertension among the elderly. Circulation 62: Supp. III, 223, 1980 (Abstract).
5. *Freis, E. D.:* The mismanagement of hypertension. Arch. Intern. Med. 137: 1669, 1977.
6. *Freis, E. D.:* Treatment of hypertension: State of the Art in 1979. Clin. Scien. 57: 347s, 1979.
7. *Freis, E. D.:* The rewards of effective antihypertensive therapy, in: Hypertension Update. Dialogues in Hypertension, Continuing Medical Education Symposium, Washington, D. C., May 9–11, 1979 (Edited by J. C. Hunt, et al.). CME Program published by Health Learning Systems, Inc.
8. *Hypertension Detection and Follow-up Program Cooperative Group:* Five-year findings of the hypertension detection and follow-up program. 1. Reduction in mortality of persons with high blood pressure, including mild hypertension. J. Am. Med. Ass. 242: 2562–2571, 1979.
9. *Hypertension Detection and Follow-up Program Cooperative Group:* Five-year findings on the hypertension detection and follow-up program. II. Mortality by race-sex and age. J. Am. Med. Ass. 242: 2572–2577, 1979.
10. *Kannel, W. B.:* Hypertension, blood lipids and cigarette smoking as co-risk factors for coronary heart disease, in: Mild Hypertension to treat or not to treat. (H. Mitchell Perry, Jr. and W. McFate Smith, Editors.) New York Academy of Science 304, 1978.
11. *Kannel, W. B.:* Current status of the epidemiology of brain infarction associated with occlusive arterial disease. Stroke 2: 295, 1971.
12. *Kannel, W. B., et al.:* ECG, LVH and risk of coronary heart disease. The Framingham Study. Ann. Int. Med. 72: 813, 1970.
13. *Kannel, W. B., et al.:* Role of blood pressure in the development of congestive heart failure. The Framingham Study. N. Engl. J. Med. 287: 781, 1972.
14. *Kannel, W. B.,* and *Gordon, T. L.:* The Framingham Study: An epidemiologic investigation of cardiovascular disease. U.S. Government Printing Office, Washington, D. C., 1974.
15. *Kirkendall, W. M.,* and *Hammond, J. J.:* Hypertension in the elderly. Arch. Int. Med. 140: 1155–1161, 1980.
16. *Management Committee:* The Australian Therapeutic Trial in mild hypertension. Lancet (June 14) pp. 1261, 1980.
17. *Nissinen, A., Tuomilehto, J.,* and *Puska, P.:* Follow-up of the hypertensive patients in North-Karelia and some results from the hypertension register. Acta Med. Scandin., Supp. 626, pp. 29–32, 1978.
18. *Peart, W. S.,* and *Miall, W. E.:* The MRC mild hypertension trial. Lancet 1:104, 1980.
19. *Poblete, P. F., Kyle, M. C., Pipberger, H. V.,* and *Freis, E. D.:* Effect of treatment on morbidity in hypertension. Veterans Administration Cooperative Study on antihypertensive agents. Effect on the electrocardiogram. Circulation 48: 481–490, 1973.
20. *Puska, P., Tuomilehto, J., Nissinen, A.,* and *Salonen, J.:* Principles and experiences of a community control programme for hypertension, as part of the North-Karelia Project. Acta Med. Scandin., Supp. 626, pp. 22–24, 1978.

21. *Puska, P., Tuomilehto, J., Nissinen, A., Salonen, J. T.,* and *Kottke, T. E.:* Community programme for control of hypertension in North-Karelia, Finland. Lancet (Oct. 25): 900–903, 1980.
22. *Smith, W., McFate:* Treatment of mild hypertension: Results of a ten-year intervention trial. U.S. Public Health Service Hospitals Cooperative Study Group. Hypertension XXV, Supp. I, Circ. Res. 40: 98–105, 1977.
23. *Stamler, J.:* Discussion: The rewards of effective antihypertensive therapy, in: Hypertension Update. Dialogues in Hypertension, Continuing Medical Education Symposium, Washington, D. C., May 9–11, 1979 (Edited by J. C. Hunt, et al.). CME Program published by Health Learning Systems, Inc.
24. *Stamler, J.:* Discussion of the lecture by Kannel, W. B. (on page 144 to 145) in: Mild Hypertension: to treat or not to treat (H. Mitchell Perry, Jr., and McFate Smith, W., Editors). New York Academy of Science 304, 1978.
25. *Taguchi, J.,* and *Freis, E. D.:* Partial reduction of blood pressure and prevention of complications in hypertension. N. Engl. J. Med. 291: 329–331, 1974.
26. *Tuomilehto, J., Puska, P., Nissinen, A.,* and *Virtamo, J.:* Epidemiology and treatment of hypertension in North-Karelia with special reference to detection for hypertension. Acta Med. Scandin., Supp. 626, pp. 25–28, 1978.
27. *Veterans Administration Cooperative Study Group on Antihypertensive Agents:* Effects of treatment on morbidity and hypertension. II. Results in patients with diastolic blood pressure averaging 90 through 114 mmHg. J. Am. Med. Ass. 213: 1143, 1970.
28. *Veterans Administration Cooperative Study Group on Antihypertensive Agents:* Effects of treatment on morbidity and hypertension: Results in patients with diastolic blood pressure averaging 115 through 129 mmHg. J. Am. Med. Ass. 202: 166, 1967.
29. *Wilhelmsen, L., Berglund, G., Sannerstedt, R., Hansson, L., Andersson, O., Sievertsson, R.,* and *Wikstrand, J.:* Effect of treatment of hypertension in the primary preventive trial, Goteborg, Sweden. Brit. J. Clin. Pharmacol. 7: 261–265, Supp. 2, 1979.
30. *Levy, R. I.,* and *Ward, G. W.:* Hypertension control the challenge is now. Chest 78: 803, 1980.
31. *Helgeland, A.:* Treatment of mild hypertension: A five year controlled drug trial. Amer. J. Med. 69: 725–732, 1980.

Mit ganzem Herzen
wieder dabei

Corovliss® retard

Langzeit-Nitrat
für Ihre Coronar-Patienten

Corovliss® retard für die effektive Dauertherapie Ihrer Coronar-Patienten. Corovliss® retard steigert die Leistungsfähigkeit, vergrößert die Belastbarkeit durch Besserung der Myokardischämie.

GALENUS MANNHEIM
Ein Unternehmen der Boehringer Mannheim-Gruppe

Kurzinformation zu Corovliss® retard

Zusammensetzung:
Wirksubstanz: Isosorbiddinitrat. Corovliss retard: 1 Dragée enthält 20 mg. Corovliss rapid: 1 Tablette enthält 5 mg.

Indikationen:
Anfallskupierung bei Angina pectoris; Dauerbehandlung der koronaren Herzkrankheit; Prophylaxe von Angina pectoris-Anfällen; Nachbehandlung des Myokardinfarkts; pulmonale Hypertension.

Kontraindikationen:
Hypotone Kollapszustände, Schock. Bei akutem Herzinfarkt Einnahme nur unter strengster ärztlicher Kontrolle!

Nebenwirkungen:
Gelegentlich können – wie bei allen Nitrat-Präparaten – vorübergehend Kopfschmerzen, Übelkeit, leichte Schwindelzustände, Tachykardien und Blutdruckabfall auftreten.

GALENUS MANNHEIM GmbH, Boehringer Mannheim GmbH,
6800 Mannheim 31

Dosierung:
Im pectanginösen Anfall: eine Tablette Corovliss rapid sublingual. Zur Anfallsprophylaxe: 3 bis 4 x 1 bis 2 Tabletten Corovliss rapid oral tägl. oder 2 x 1 Dragée Corovliss retard tägl. Bei Bedarf kann die Dosis – je nach Schweregrad – gesteigert werden.

Wechselwirkungen mit anderen Mitteln:
In seltenen Fällen werden unter der Anwendung von Corovliss rapid und Corovliss retard Blutdrucksenkungen beobachtet. Hierauf ist besonders bei gleichzeitiger Anwendung von Antihypertensiva zu achten, da deren Wirkung verstärkt werden kann.

Hinweis:
Corovliss retard-Dragées enthalten einen unverdaulichen Trägerkörper, aus dem der Wirkstoff im Magen und Dünndarm langsam und gleichmäßig freigesetzt wird. Der Trägerkörper wird mit dem Stuhl ausgeschieden.

Für Ihre Verordnung:
Corovliss retard: OP mit 50 Dragées DM 19,85, OP mit 100 Dragées DM 34,40, AP mit 500 Dragées. Corovliss rapid: OP mit 50 Tabletten DM 10,80, AP mit 250 Tabletten. Kombinationspackung: 20 Tabletten Corovliss rapid/10 Dragées Corovliss retard DM 9,10.

GALENUS MANNHEIM
Ein Unternehmen der Boehringer Mannheim-Gruppe

Zigarettenrauchen

Rauchen und Hochdruck
Die Hypertonie-Interventionsstudie (HDFP) stellte die Gesamtsterblichkeit (Tab. 1) von Rauchern den Nichtrauchern in einem 5-Jahres-Beobachtungszeitraum gegenüber. Die Angehörigen beider Gruppen befanden sich unter Intensivtherapie mit der gleichen Art und Dosierung der Medikamente. Stellt man die zahlenmäßig größte Untergruppe von 1383 Rauchern mit diastolischen Blutdruckwerten von 90 bis 104 mmHg, den 2411 Nichtrauchern gegenüber, so zeigt sich nach fünf Jahren eine Gesamtsterblichkeit der rauchenden Hypertoniker von 8,1% gegenüber nur 4,6% bei den Nichtrauchern. Der auffallendste Befund ist der Vergleich der Nichtraucher mit diastolischen Blutdruckwerten von 115 mmHg + mit den Rauchern in der untersten diastolischen Blutdruckgruppe: Die Gesamtsterblichkeit ist hier mit 8,4% gegenüber 8,1% nahezu identisch. Der Unterschied liegt nur im Schweregrad der Hypertonie der Nichtraucher. Die Vergleiche zwischen Rauchern und Nichtrauchern in allen Blutdruckkategorien erlauben wichtige Einblicke in die nahezu Verdoppelung des Sterblichkeits-Risikos trotz intensiver antihypertensiver Behandlung von rauchenden Hypertonikern gegenüber nichtrauchenden Hypertonikern (Sterblichkeit an allen Todesursachen).

Die gleiche enge Korrelation zwischen systolischen Blutdruckwer-

Tab. 1: Kombination von zwei Risikofaktoren (Rauchen und Hypertonie) nach Schweregrad der Hypertonie, während 5jähriger Beobachtung; Einfluß auf die Sterblichkeit (alle Todesursachen, nicht altersberichtigt) (HDFP, 1980).

diast. RR mmHG	Intensiv-Therapie (n)	Gesamtsterblichkeit (%)
Rauchende Hypertoniker bei Studienbeginn		
90–104	1383	8,1
105–114	432	9,3
115 +	230	10,4
Gesamte Gruppe	2045	8,6
Nichtrauchende Hypertoniker bei Studienbeginn		
90–104	2411	4,6
105–114	597	4,4
115 +	284	8,4
Gesamte Gruppe	3292	4,9

Abb. 1: Das Risiko für ischämische Herzerkrankungen bei Hypertonikern und seine Beziehungen zum Rauchen (Rose, 1973).

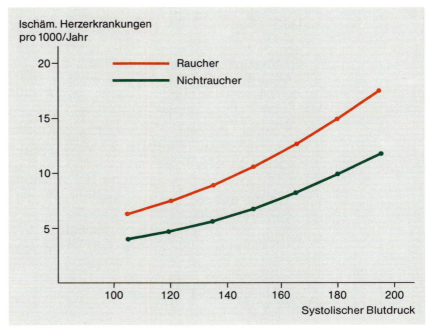

ten von Rauchern und Nichtrauchern und dem Infarkt-Risiko hatte Rose 1973 aus England mitgeteilt. Mit jedem 20 mmHg Anstieg des systolischen Blutdrucks erhöhte sich das Infarkt-Risiko der Raucher gegenüber den Nichtrauchern (Abb. 1).

Akute Wirkung der Rauchinhalation auf das Herz

Trotz vereinzelter Mitteilungen von Pathologen über Schweregrade der Koronaratherosklerose bei Rauchern kann mit ziemlicher Sicherheit ein Langzeiteffekt des Nikotins an dem anatomischen Substrat der Koronararterien ausgeschlossen werden.

Die Direktfolgen des Rauchaktes sind anhand eines vereinfachten Schemas dargestellt (Abb. 2 a und b). Die Mobilisierung des Adrenalins verursacht zwei Sofortreaktionen: Die Herzmuskelarbeit wird verstärkt und beschleunigt, meßbar an einem Anstieg des arteriellen Blutdrucks und der Pulsfrequenz. Wie von jedem Muskel, der mehr und beschleunigt Arbeit leistet, wird auch vom Herzmuskel vermehrt Sauerstoff benötigt, um adäquat zu funktionieren.

Eine Erhöhung der Sauerstoffzufuhr ist jedoch nicht möglich. Durch die Inhalation von Kohlenmonoxyd werden 15-20% aller Erythrozyten des Sauerstoffs beraubt. Dies geschieht durch die Bindung des Kohlenmonoxyds an das Hämoglobin-Molekül. Die Diskrepanz zwischen erhöhtem Sauerstoffbedarf einerseits und

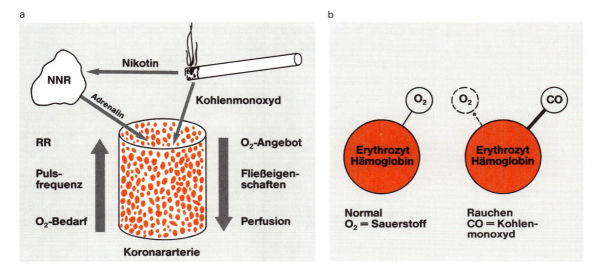

Abb. 2 a und b: Akute Folgen der Rauchinhalation (Heyden, 1981).

verminderter Sauerstoffversorgung andererseits ist sicher nur eine Teilerklärung für das hohe Infarkt- und plötzliche Herztod-Risiko der Raucher gegenüber Nichtrauchern und Exrauchern. Hinzu kommt die Notwendigkeit einer verstärkten Perfusion der Koronararterien mit O_2- beladenen Erythrozyten, die beim jugendlichen Raucher sicher noch gewährleistet ist (Abb. 3). Beim älteren Rau-

Abb. 3: Links normale Koronararterie, rechts schwerer Grad der Koronar-Atherosklerose.

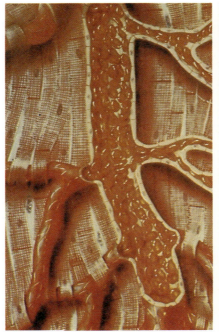
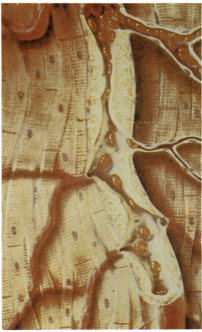

cher mit fortgeschrittener Atherosklerose der Koronararterien ist jedoch die verstärkte Perfusion rein mechanisch nicht mehr möglich (s. Abb. 3, rechte Seite).
Bei den Auswirkungen des inhalierenden Zigarettenrauchens mit Bildung von Carboxyhämoglobin (s. Abb. 2a) ist ein chronischer Effekt an den Koronararterien kaum zu erwarten, da sonst die rückläufigen Infarktraten von Exrauchern schwer zu erklären wären. Die Bindung des CO an das Hämoglobin ist 200mal stärker als die Bindung des Sauerstoffs an das Hämoglobin.

Filter- und Filter-freie Zigaretten
Eine häufig gestellte Frage ist die, ob Filterzigaretten weniger gefährlich als reguläre Zigaretten sind. Die Untersuchungen von Wald et al. (1977) zeigten, daß Männer, die Filterzigaretten rauchen, höhere Carboxyhämoglobinspiegel aufweisen, als Raucher von nichtgefilterten Zigaretten. In der Studie von Hawthorne und Fry (1978) wurde festgestellt, daß der Konsum von Filterzigaretten das Risiko für chronische Bronchitis und Bronchialkarzinom reduziert, das Risiko für ischämische Herzerkrankung, Infarkt und Angina pectoris aber erhöht.

Rauchen und Fettstoffwechsel
Selbst die erhöhten LDL- und/oder erniedrigten HDL-Cholesterinkonzentrationen der Raucher sind Änderungen unterworfen, sobald das Rauchen aufgegeben wird. Als Beispiel werden die HDL-Cholesterinwerte aus der israelischen Inzidenzstudie zitiert. Die HDL-Cholesterinwerte der Exraucher nähern sich in allen Altersstufen an diejenigen der Nichtraucher im Vergleich zu Männern, die weiterrauchten. Da es sich um mehrere tausend Untersuchte handelt, sind die HDL-Unterschiede signifikant (Tab. 2 und 3).
Aus der Lipid Research Clinic Princeton-Schuluntersuchung (Morrison et al., 1979) wurde mitgeteilt, daß sich die niedrigen HDL- und erhöhten LDL-Cholesterinwerte bereits bei 12- bis 19jährigen rauchenden Kindern nachweisen lassen, wenn sie mit gleichaltrigen Nichtrauchern verglichen werden. Ein durchschnittlich um 6 mg/dl niedrigerer HDL-Wert von rauchenden Jugendlichen wurde nicht nur als statistisch – mit einem $p < 0{,}01$ –, sondern auch als biologisch signifikant bezeichnet, wenn diese Unterschiede ins Erwachsenenalter übernommen werden.
Neuere Untersuchungen von Augustin et al. (1980) zeigen einen interessanten Zusammenhang zwischen Rauchen und dem Lipo-

Tab. 2 und 3: Israelische Inzidenzstudie (Goldbourt und Medalie, 1977).

	HDL-Cholesterin in mg/dl		
Alter	Raucher	Ex-Raucher	Nichtraucher
40–44	35,1	36,8	36,8
45–54	35,7	36,9	37,8
55–64	36,4	38,2	38,2
40–64	35,6	37,2	37,6
n =	3311	1085	2071

Zigarettenzahl/Tag	HDL-Cholesterin (mg/dl)
0	37,58
1–10	36,60
11–20	35,64
21+	34,94
n = 5382	

proteinstoffwechsel. Verglichen mit einer Nichtrauchergruppe fanden die Autoren eine Stimulation der intravaskulären lipolytischen Aktivität unmittelbar nach dem Inhalieren von Zigarettenrauch. Diese Aktivierung führt zu einer beschleunigten Umwandlung von VLDL in die besonders atherogenen LDL. Gleichtzeitig sinkt die Konzentration der als antiatherogen betrachteten HDL im Plasma ab. Diese Befunde könnten eine weitere Erklärung für die Erhöhung des KHK-Risikos bei Rauchern darstellen.

Rauchen und Kaffeegenuß *

In zwei Untersuchungen (Heyden et al., 1979) an einer randomisierten Gruppe von 360 Erwachsenen der Evans County-Studie konnten wir zeigen, daß der starke Kaffeekonsum (täglich ≧ 5 Tassen) per se weder die LDL-Werte erhöht, noch die HDL-Werte senkt. Nun ist allerdings starker Kaffeegenuß allein selten. Die meisten Kaffeetrinker, wenn es um mehr als 5 Tassen pro Tag geht, sind gleichzeitig auch starke Zigarettenraucher. In einer Gegenüberstellung (Abb. 4 und 5) wird unseres Wissens zum ersten Mal

---

* Da die Studie im Bundesstaat Georgia durchgeführt wurde, handelt es sich offensichtlich um den in den USA üblichen schwächeren Kaffee. Wenn die Ergebnisse unserer Untersuchungen signifikante Einwirkungen auf HDL und LDL sowie Gesamtcholesterin gezeigt haben, kann erwartet werden, daß in Deutschland bei gewöhnlich stärkerem Kaffee ähnliche Resultate erzielt würden.

Abb. 4: Einfluß von Kaffeekonsum und Rauchen auf HDL-Cholesterin
(Heyden et al., 1979).

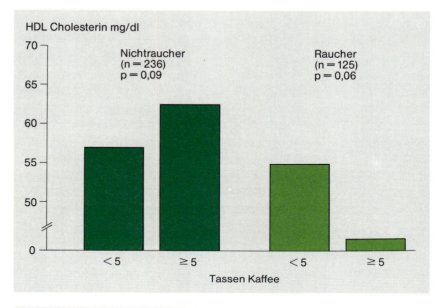

Abb. 5: Einfluß von Kaffeekonsum und Rauchen auf LDL-Cholesterin
(Heyden et al., 1979).

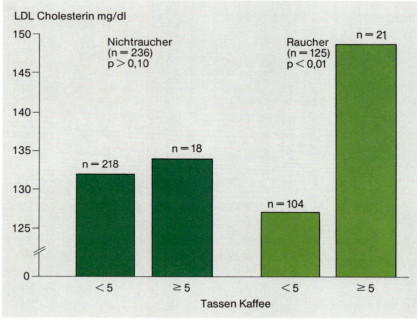

der Versuch unternommen, beide häufig assoziierten Gewohnheiten (Kaffee und Nikotin) in ihrer Interaktion zu demonstrieren. Bei den LDL-Werten ist der Interaktionseffekt signifikant, bei den HDL-Werten kaum noch signifikant. Bei einer Untergruppe von

166 weißen Männern und Frauen (die Schwarzen hatten 1977 im Hinblick auf die Verteuerung des Kaffees praktisch aufgegeben und rauchten, wenn überhaupt noch, nur durchschnittlich 10 Zigaretten) waren wiederum sehr eindrucksvolle Interaktionseffekte in bezug auf Gesamtcholesterin und LDL-Cholesterin, aber nicht auf das HDL-Cholesterin festzustellen (Abb. 6–8). Die Schlußfolge-

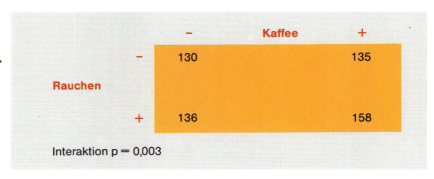

Abb. 6: Mittleres LDL-Cholesterin mg/dl, korrigiert für Alter, Geschlecht, Körpermasse. Weiße Bevölkerung. N = 166 (Heyden et al., 1979).

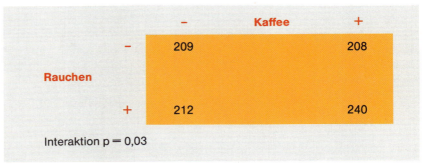

Abb. 7: Mittleres Serum-Cholesterin mg/dl, korrigiert für Alter, Geschlecht, Körpermasse. Weiße Bevölkerung. N = 166 (Heyden et al., 1979).

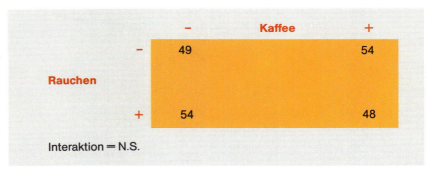

Abb. 8: Mittleres HDL-Cholesterin mg/dl, korrigiert für Alter, Geschlecht, Körpermasse. Weiße Bevölkerung. N = 166 (Heyden et al., 1979).

In Abb. 6–8 bedeutet »Rauchen +« regelmäßiger Verbrauch von 1 Päckchen Zigaretten pro Tag und »Kaffee +« alle Kaffeekonsumenten, gleichgültig, wie viele Tassen pro Tag. »Rauchen –« und »Kaffee –« bedeutet Nicht-Raucher und Nicht-Kaffeetrinker.

rung lautet: Selbst hoher Kaffeekonsum verursacht keine LDL-Anstiege oder unerwünschten HDL-Abfall. Dagegen beeinflußt der Raucher mit hohem Kaffeekonsum höchstwahrscheinlich seine Lipide und Lipoproteine in ungünstiger Richtung.

Erfahrungen mit Ex-Rauchern
Die größte und längste prospektiv angelegte Studie über die Wirkung der *Aufgabe* des Rauchens wurde an über 50 000 amerikanischen Kriegsveteranen durchgeführt. (Dr. Harold Dorn begann 1954 mit der Studie an Männern im Alter von 55 bis 64 Jahren; sie lief über 15 Jahre ab 1. Januar 1954 bis 31. Dezember 1969.)
Die Abbildung 9 zeigt den Kurvenverlauf der Exraucher, *die weniger als 5 Jahre das Rauchen aufgegeben hatten,* d. h. die Kurve liegt genau zwischen Männern, die weiterrauchen und Männern, die nie geraucht haben.
Somit war die Gesamtsterblichkeit der Exraucher deutlich geringer als in der Gruppe der Raucher. Da sich in dieser Exraucher-

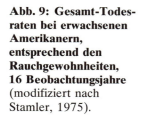

Abb. 9: Gesamt-Todesraten bei erwachsenen Amerikanern, entsprechend den Rauchgewohnheiten, 16 Beobachtungsjahre (modifiziert nach Stamler, 1975).

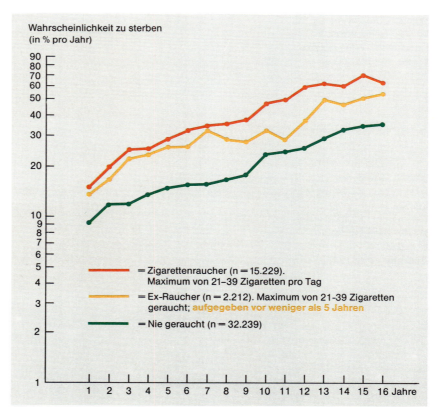

Gruppe jedoch Patienten mit Angina pectoris, Myokardinfarkt, Emphysem, chronischer Bronchitis, Claudicatio intermittens, Blasenkarzinom, Magengeschwür etc. befanden, die aufgrund bereits manifester Krankheitssymptome gezwungen waren, das Rauchen aufzugeben, konnte nicht erwartet werden, daß in diesem kurzen Zeitraum die Exraucher die viel niedrigere Mortalitätsrate der Nichtraucher erreichen würden. Die folgende Abbildung 10 zeigt dann aber, daß dies der Fall ist, *nachdem Raucher mindestens 15 Jahre nicht mehr geraucht haben;* jetzt deckt sich die Mortalitätskurve der Exraucher mit der der Nie-Raucher.

Wilhelmsson et al. berichteten über die Nachuntersuchungen von Rauchern, Exrauchern und Nichtrauchern nach Myokardinfarkt. Wie zu erwarten, fand sich die höchste Inzidenz von Re-Infarkten und an kardiovaskulärem Tod bei Rauchern. Die Re-Infarktrate war zweimal höher bei Rauchern im Vergleich zu Männern, die *erst nach dem Infarkt das Rauchen aufgaben* ($p < 0,01$); entspr. Definition sind das nicht Exraucher im üblichen Sinn. Eine Schwierigkeit,

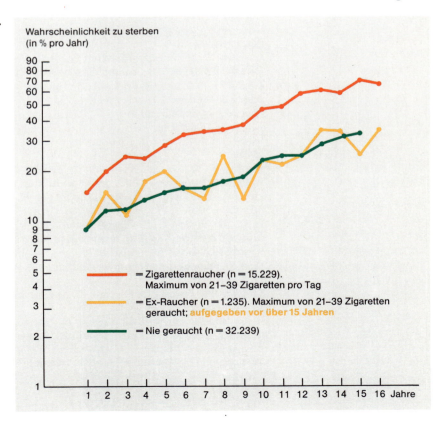

Abb. 10: Gesamt-Todesraten bei erwachsenen Amerikanern, entsprechend den Rauchgewohnheiten, 16 Beobachtungsjahre (modifiziert nach Stamler, 1975).

sekundäre Infarkt-Präventionsprogramme bei Rauchern durchzuführen, liegt darin, daß die Mehrzahl der chronischen Zigarettenraucher nach dem Infarkt gar nicht mehr ins Krankenhaus kommt, da die plötzliche Herztodesrate fünfmal höher ist als bei Nichtrauchern.

Die Befunde der CDP-Studie (Coronary Drug Project = Behandlung nach Infarkt [1974 und 1975]) an 2789 Männern in der Placebogruppe *nach* dem ersten oder mehreren Herzinfarkten stimmen mit der schwedischen Studie überein: Nach 3 Jahren wurde eine signifikante Beziehung zwischen Zigarettenrauchen und Infarktmortalität beobachtet. Auf die Raucher entfiel die Hälfte der Todesfälle an plötzlichem Herztod.

Literatur

1. *Augustin, J., Pohl, J., Schiele, A., Geeren, U., Greten, H.:* Influence of smoking on lipoprotein metabolism. Europ. J. Clin. Invest 9 (2/II) 2, 1979.
2. *Coronary Drug Project Research Group:* Factors influencing long-term prognosis after recovery from myocardial infarction – three-year findings of the Coronary Drug Project. J. Chron. Dis. 27: 267, 1974.
3. *Coronary Drug Project Research Group:* Relationship of hypercholesterolemia, cigarette smoking and physical inactivity of leisure to 5-year mortality of survivors of myocardial infarction (Abstr.), Conference on Cardiovascular Disease Epidemiology, Tampa, Florida, March 10–11, 1975.
4. *Gouldbourt, U.,* and *Medalie, J. H.:* The 10 year Israeli incidence study. Amer. J. Epidem. 105: 75, 1977.
5. *Hawthorne, V. M.,* and *Fry, J. S.:* Smoking and health: the association between smoking behaviour, total mortality, and cardiorespiratory disease in west central Scotland. J. Epidemiology and Community Hlth 32: 260–266, 1978.
6. *Heyden, S., Heiss, G., Manegold, C., Tyroler, H. A., Hames, C. G., Bartel, A. G.,* and *Cooper, G.:* The combined effect of smoking and coffee drinking on LDL- and HDL-cholesterol. Circulation 60: 22, 1979.
7. *Morrison, J. A., Kelly, K., Mellies, M., de Groot, I., Khoury, P., Gartside, P. S.,* and *Glueck, C. J.:* Cigarette smoking, alcohol intake, and oral contraceptives: relationships to lipids and lipoproteins in adolescent school children. Metabolism 28: 1166–1170, 1979.
8. *Rose, G.:* Smoking and cardiovascular disease. Amer. Heart J. 85: 838–840, 1973.
9. *Stamler, J.:* Primary prevention of sudden coronary death. Circulation 51–52: III–258, 1975.
10. *Wald, N., Idle, M., Smith, P. G.,* and *Bailey, A.:* Carboxyhaemoglobin levels in smokers of filter and plain cigarettes. Lancet 1: 110–112, 1977.
11. *Wilhelmsson, C., Vedin, J. A., Elmfeldt, D., Tibblin, G.,* and *Wilhelmsen, L.:* Smoking and myocardial infarction. Lancet 1: 415, 1975.

Hypercholesterinämie

Cholesterin und die wissenschaftliche Position 1981
Bei der nicht unerheblichen Verunsicherung der deutschen Ärzteschaft durch scheinbar widersprüchliche Befunde und Mitteilungen offizieller amerikanischer Organe und Gremien, die dann in der deutschen Presse und in paramedizinischen Veröffentlichungen ausführlich kommentiert wurden, erscheint es angebracht, das Cholesterinproblem für den Arzt aus der Sicht der American Heart Association – mit Stand vom August 1980 und somit unverändert seit 1961! – zusammenfassend darzustellen.
Die Veröffentlichung der von Ärzten geleiteten American Heart Association »Risikofaktoren und Koronarkrankheit – ein Statement für Ärzte« im August 1980 kam zu einem besonders günstigen Zeitpunkt – günstig insofern, als im Frühjahr 1980 das Food and Nutrition Board des National Research Council verwirrende und irreführende Aussagen über die Bedeutung des Cholesterins gemacht hatte. Diese hauptsächlich aus Nicht-Ärzten (Biochemikern) bestehende Gruppe hatte zugegebenermaßen alle epidemiologischen Befunde zu der Frage Ernährung – Serumcholesterin – Herzinfarkt ignoriert und praktisch die Empfehlungen der Ärzteschaft unter Leitung der American Heart Association für wertlos erklärt. Die daraus folgende öffentliche Kontroverse hatte u. a. zur Forderung der Disqualifizierung von zwei Mitgliedern des Food and Nutrition Board geführt, da sie die Interessen von bestimmten Zweigen der Nahrungsmittelindustrie vertraten und deshalb nicht als objektive Beurteiler angesehen werden konnten. Wenn die Schlußfolgerungen des Food and Nutrition Board in die Tat umgesetzt würden, wäre der in der Einleitung beschriebene Trend zur Senkung der durchschnittlichen Cholesterinwerte erwachsener Amerikaner von 233 mg% in den 50er und 60er Jahren auf 217 mg% in den 70er Jahren mit der u. a. damit zusammenhängenden Reduktion der Infarktmortalität wieder aufgehoben oder womöglich in das Gegenteil verwandelt worden. Da die Verlautbarungen dieses Food and Nutrition Board unter der Ägide der Nationalen Akademie der Wissenschaften herausgebracht wurden, haben einzelne deutsche Journalisten die Ausführungen über »die Verharmlosung des Cholesterins und die Sinnlosigkeit diätetischer Maßnahmen bei der Verhütung des Herzinfarkts« für ›bare Münze‹ genommen und sich von den sensationellen Enthüllungen soweit überzeugen lassen, daß der deutsche Normalverbraucher, aber

auch der Arzt, am Ende glauben mußten, sie seien in den vergangenen zwei Jahrzehnten einer massiven Margarine-Propaganda zum Opfer gefallen.
Was besagt nun der von Ärzten der American Heart Association (AHA) verfaßte Bericht? »Das erste AHA-Dokument über Risikofaktoren, das sich mit der primären Prävention atherosklerotischer Erkrankungen befaßt, wurde 1964 publiziert. Es basierte auf den AHA-Statements über das Rauchen (1959) und über Ernährung (1961). Diese Information wurde eingebaut in das Statement von 1968: ›Risikofaktoren und Koronarkrankheit‹. Um erhöhte Blutlipide unter Kontrolle zu bringen, bedarf es lebenslänglicher Anstrengungen. Fett-Kalorien sind auf 30 bis 35 Prozent der Gesamtkalorien zu beschränken, mit weniger als ein Drittel der Kalorien aus gesättigten Fettsäuren. Weitere 10% sollen von mehrfach ungesättigten Fettsäuren geliefert werden, der Rest von einfach ungesättigten Fettsäuren. Die Reduktion der gesättigten Fettsäuren auf weniger als 10% der Gesamtkalorien muß ergänzt werden durch Erniedrigung des Nahrungscholesterins auf weniger als 300 mg pro Tag. Schwere Hypercholesterinämien (>260 mg%) erfordern noch größere Beschränkung gesättigter Fettsäuren und von Nahrungscholesterin. Um die durch Fettbeschränkung eingesparten Kalorien zu ersetzen, kann der Kohlenhydratgehalt der Nahrung auf über 50% der Gesamtkalorien angehoben werden, aber natürlich nicht durch Zucker oder zuckerhaltige Nahrungsmittel und Getränke... Der Verbrauch von Früchten, Gemüse, Hülsenfrüchten und Vollkornprodukten sollte erhöht werden, während fettreiche Fleischsorten, Schweinefleisch und innere Organe weitgehend durch Geflügel und Fisch ersetzt werden. Pflanzenöle und Margarinesorten mit einem hohen Grad an einfach ungesättigten und mehrfach ungesättigten Fettsäuren sollten benutzt werden für den teilweisen Ersatz von gesättigten Fettsäuren im Brotaufstrich, Salatsaucen, beim Kochen und bei der Zubereitung von Mahlzeiten. Milchprodukte mit hohem Butterfettgehalt und Eigelb können durch Magermilch und Magermilchprodukte ausgetauscht werden.«*

Der Standpunkt der American Heart Association auf dem Ernährungssektor hat sich also seit 20 Jahren nicht geändert und es er-

---

* Aus: AHA Committee Report: ›Risk Factors and Coronary Disease‹ – a statement for physicians; approved by the Steering Committee for Medical and Community Programs. Chairman: W. B. Kannel und Mitglieder des Komitees: J. T. Doyle und A. M. Ostfeld. Circulation, 62: 449 A –455 A, No. 2, August 1980.

schien angezeigt, die klaren Richtlinien der einflußreichsten Ärzte- und Laiengesellschaft der USA zu dem wichtigen Problem der Prävention, unter anderem mit Hilfe einer gesunden Nahrung, abzudrucken.

Hoher Ausbildungsstand – niedrige Infarktmortalität
Interessant, wenn auch noch unerklärt, sind die im Lipid Research Clinic Program aufgedeckten Unterschiede der Cholesterin- und Triglyceridspiegel von gleichaltrigen Männern in 10 Städten der USA und zwei Städten in der UdSSR.

Vergleichsuntersuchungen in bezug auf den Ausbildungsgrad in mehreren amerikanischen Städten von 40 bis 59jährigen Männern ergaben übereinstimmend die (wünschenswert) niedrigsten Cholesterin- und Triglyceridspiegel bei Männern mit der längsten Schul- bzw. Universitätsausbildung und die höchsten Serumlipidwerte bei Volksschulabsolventen.

Beim Vergleich der beruflichen Karriere lagen wiederum Männer mit Spitzenpositionen in der Industrie, Wirtschaftsleiter, Universitätslehrer und Angehörige anderer führender Berufe in allen Altersstufen in ihren Blutfettwerten am niedrigsten und Handwerker, Arbeiter und ungelernte Arbeiter am höchsten.

Diese Zusammenhänge zwischen Bildungsstand und beruflichem Aufstieg einerseits und Höhe der Serum-Cholesterin-Konzentrationen andererseits waren schon seit einiger Zeit bekannt und sind in der vergangenen Dekade bestätigt worden, weil der Rückgang der Herzinfarktsterblichkeit in Amerika sich besonders in der oberen Sozialschicht ausgewirkt hat.

Die Metropolitan Lebensversicherungsgesellschaft (Abb. 1) veröffentlichte im Bulletin vom April/Juni 1979 ganz erstaunliche Kurven, wonach unter Hunderttausenden von Männern, die nicht versichert waren (da sie der unteren Sozialschicht angehörten und folglich die Versicherungsprämien nicht aufbringen konnten), die kardiovaskuläre Sterblichkeit um über das Doppelte höher lag, als bei versicherten Männern, die ausnahmslos der höheren Einkommensstufe angehörten. Bei der Abbildung ist die Altersberichtigung hervorzuheben, da die Lebenserwartung in beiden Geschlechtern seit 1969 angestiegen ist und somit die Alters-Standardisierung einen besseren Überblick gestattet. Für versicherte Männer (also der oberen Einkommensstufe) ist ein Rückgang an kardiovaskulärer Mortalität von 387 auf 269 pro 100 000, d. h. um 31% festzustellen, während bei Männern in der Gesamtbevölke-

Abb. 1: Altersberichtigte Todesraten bei kardiovaskulären Erkrankungen. Metropolitan Lebensversicherungsgesellschaft: Nicht-Versicherte und Versicherte aus der amerikanischen weißen Bevölkerung, 1969-1977 (Bulletin April/Juni 1979).

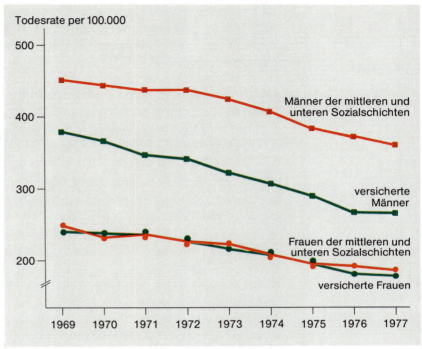

rung (weiße Männer der mittleren und unteren Einkommensstufe) eine Reduktion von 454 auf 367 pro 100 000, d. h. um 19% beobachtet wurde. Bei weißen Frauen fand ebenfalls eine Reduktion der kardiovaskulären Mortalität zwischen 1969 und 1977 um 26 bzw. 24% gegenüber 1969 statt, allerdings ohne Unterschied bezüglich des Versicherungs- oder Sozialstatus. Die Aufklärungs-Kampagnen der American Cancer Society gegen das Rauchen und die verschiedenen Aktionen zur Bekämpfung des Hochdrucks in den USA werden von der Metropolitan Lebensversicherung als Hauptursache für die entsprechend dem Sozialstatus unterschiedlichen Todesraten bei Männern zitiert. Sicher spielen die gesünderen Lebensgewohnheiten, von der Vermeidung des Rauchens, der Korrektur des Übergewichts bis zum bewußteren Essen eine erhebliche Rolle bei diesen drastischen sozialen Unterschieden.

Bereits 1977 hatten Comstock und Tonascia in einer Bevölkerungsuntersuchung in Washington County, Maryland (47 000 Einwohner, Alter: über 25 Jahre) nachgewiesen, daß sich der Erziehungs- und Ausbildungsstatus, gemessen in Ausbildungsjahren, in einem umgekehrt proportionalen Verhältnis zur Sterblichkeit verhält (Tab. 1).

Tab. 1: Durchschnittliche jährliche Todesraten pro 100 000 Einwohner in Relation zum Ausbildungsgrad (Comstock und Tonascia, 1977).

Todesursache	Zahl der Schul- und Universitätsjahre			Signifikanz (p-Wert)
	0–9	10–12	13+	
Alle Ursachen	1.687	1.522	1.475	0,00004
Atherosklerotische Herzerkrankungen	688	605	557	0,0004
Lungenkrebs	51	46	37	n.s.

Ein Vergleich der amerikanischen Daten mit denen von fünftausend 40- bis 59jährigen Männern in Moskau und Leningrad zeigte das Gegenteil der amerikanischen Befunde: Die höchsten Cholesterin- und Triglyzeridwerte fanden sich bei Männern mit der längsten Schulbildung und in den oberen Berufsschichten! Dagegen hatten Männer mit weniger als sieben Jahren Schulbildung und mit Handwerks- und Fabrikarbeiterberufen die niedrigsten Cholesterin- und Triglyzeridspiegel. Diese, vom Leiter der Lipidstoffwechsel-Abteilung des National Heart-, Lung- and Blood-Institute in Washington, B. Rifkind, gemachten Ausführungen* wurden auf dem New Yorker Symposium »Nutrition and the Killer Diseases« am 29. 11. 1979 ergänzt durch Professor Grundy, La Jolla, Californien, der sich für die Änderung der Ernährungsgewohnheiten des ganzen Volkes einsetzte und nicht nur die Umstellung der Kost für die 30% Menschen mit hohen Cholesterinspiegeln in der Gesamtbevölkerung befürwortete. Professor Grundy ging im einzelnen ein auf *die Rolle der gesättigten Fettsäuren für den menschlichen Cholesterin-Stoffwechsel.*

Wenn die Bilanz von Bevölkerungsvergleichen, Stoffwechsellabor-Experimenten und klinischen Beobachtungen gezogen wird, bleiben die gesättigten Fettsäuren (Fleisch, Wurst, Butter, Vollmilchprodukte jeglicher Art, Schmalz) diejenigen mit der stärksten Auswirkung auf den Anstieg des Cholesterinspiegels: »Der Prozentsatz an gesättigten Fetten in der Gesamtkalorienaufnahme zeigt eine direkte Beziehung zur Blutcholesterinkonzentration. Eine der wichtigsten Ursachen der Hypercholesterinämie ist und bleibt das tierische Fett, d. h. die gesättigten Fettsäuren« (Grundy 1979; s. dazu auch Tab. 2). Grundy erwartet für das Jahr 1981 weitere Veränderungen in der amerikanischen Ernährung.

* Literatur: Symposium: High Density Lipoproteins. Distribution of High Density and Other Lipoproteins in Selected LRC Prevalence Study Populations: A Brief Survey. Rifkind, B. et al., Lipids *14,* 105–112, 1979.

Tab. 2: Prozentualer Anteil bestimmter Fette an der Gesamtkalorienaufnahme 1968 und 1981 in USA.

	Stand 1968	Erwartete Änderung 1981*
Gesamtfettkonsum	40%	30% (die 10% Fette, die 1981 weniger konsumiert werden, sollen durch Kohlenhydrate ersetzt werden)
Gesättigte Fettsäuren	15–16%	10%
Mehrfach ungesättigte Fettsäuren	7–8%	10%
Einfach ungesättigte Fettsäuren	16%	10%

* Diese Empfehlung wurde in der gleichen Form 1977 durch ein U.S. Senatskomitee im sogenannten McGovern-Report für die gesamte amerikanische Bevölkerung gemacht – bemerkenswert, daß ein Regierungskomitee sich um die Ernährung kümmert!

Bei gleichzeitiger Senkung des Gesamtfettverbrauchs wird das Verhältnis der gesättigten zu den mehrfach ungesättigten Fetten auf 1:1 gebracht, eine ideale Zusammensetzung des Nahrungsfettes entsprechend den Empfehlungen deutscher und amerikanischer Gremien. Die zahlreichen Diät-Interventionsexperimente im internationalen Schrifttum sollen hier nicht wiedergegeben werden. Nur die letzten beiden völlig unterschiedlich angelegten Diät-Versuche werden im Folgenden dargestellt.

Der Oslo-Kostumstellungsversuch zur Verhütung des Herzinfarkts
Die ärztlichen Empfehlungen zur Aufgabe des Rauchens und zur Einhaltung einer cholesterinsenkenden Diät wurden in Oslo in einer fünfjährigen kontrollierten Studie an Männern im Alter von 40 bis 49 Jahren angewandt (Hjermann 1979). 604 gesunde Männer mit sehr hohen Cholesterinspiegeln (Durchschnitt: 330 mg%) wurden in ihrer Kost umgestellt. Bei 628 Kontrollpersonen mit gleich hoher Serum-Cholesterin-Konzentration wurde die Ernährung unverändert belassen. Nach fünf Jahren einer Ernährung mit dem Verhältnis mehrfach ungesättigter zu gesättigten Fettsäuren* von 1:1 wurden die Cholesterinwerte um 15% von den Ausgangswerten gesenkt, während sie in der Kontrollgruppe unverändert

* mehrfach ungesättigt: englisch = polyunsaturated (p)
  gesättigt: englisch = saturated (s).

Weltweit bewährt

Lanitop®

für das insuffiziente Herz.

Noch mehr Sicherheit für das insuffiziente Herz.

Lanitop zählt zu den am besten untersuchten Glykosidpräparaten. Das gilt weltweit – für Klinik und Praxis.

Seine hervorragenden Eigenschaften sind überall anerkannt und wurden in zahlreichen Publikationen im In- und Ausland zitiert.
Denn:
Lanitop ist das einzige Lanata-Glykosidpräparat, das diese Therapievorteile bietet:

- optimale Bioverfügbarkeit und gute Verträglichkeit

- geringste Streuung der Serumglykosidspiegel von allen Lanataglykosiden

- ausgezeichnete Steuerbarkeit durch günstige Abklingquote

Kurzinformation zu Lanitop®/Lanitop® mite

Zusammensetzung: Wirksubstanz: Metildigoxin (= β-Methyl-Digoxin),

Lanitop: 1 Tablette enthält 0,1 mg, 1 ml Liquidum (= 45 Tropfen) enthält 0,6 mg. 15 Tropfen = 2 Tabletten. 1 Amp. zu 2 ml enthält 0,2 mg.

Lanitop mite: 1 Tablette enthält 0,05 mg.

Indikationen: Alle Formen und Schweregrade der Herzinsuffizienz. Lanitop mite – besonders bei beginnender Herzinsuffizienz, bei älteren Patienten und bei eingeschränkter Nierenfunktion.

Kontraindikationen: Alle Herzglykoside sind bei Digitalisintoxikation, Hypercalciämie und vor einer Kardioversion kontraindiziert. Außerdem kann eine Glykosidtherapie bei manifestem Kaliummangel, Störungen der atrioventrikulären Erregungsleitung und pathologischer Bradykardie – je nach Schweregrad – kontraindiziert sein oder zusätzliche Maßnahmen erfordern.

Nebenwirkungen: Wie bei jeder Digitalistherapie können, besonders bei Patienten mit Glykosidüberempfindlichkeit bzw. Störungen des Elektrolythaushaltes, Nebenwirkungen wie Übelkeit, Erbrechen, Magenbeschwerden, Rhythmusstörungen und Sehstörungen auftreten.

Dosierung: Die Dosierung ist wie bei allen herzwirksamen Glykosiden individuell. Folgende Hinweise können als Anhaltspunkte dienen: Durchschnittlich 0,15 – 0,2 mg Metildigoxin täglich: 1½ – 2 Tabletten Lanitop oder 10 – 15 Tropfen Lanitop oder 1 Ampulle Lanitop i.v. Bei der Mehrzahl der Patienten sind 0,15 mg Metildigoxin täglich – entsprechend 3 Tabletten Lanitop mite – ausreichend. Bei Patienten mit geringem Glykosidbedarf genügt 0,1 mg Metildigoxin täglich, entsprechend 2 Tabletten Lanitop mite bzw. 1 Tablette Lanitop.

Wechselwirkungen mit anderen Mitteln: Diuretika, Laxantien, Chinidin, Amphotericin B und Glucocorticoide können die Glykosidwirkung verstärken. Intravenöse Calciumgaben verstärken die Glykosidtoxizität. Die Verstärkung einer Bradykardie durch Reserpin ist möglich. Austauscherharze (z. B. Colestyramin) vermindern die Absorption von oral verabreichten Glykosiden.

Hinweise: Bei Niereninsuffizienz muß mit einem verminderten Glykosidbedarf gerechnet werden. Die bekannte Glykosidempfindlichkeit des Cor pulmonale erfordert vorsichtige Digitalisierung, insbesondere bei intravenöser Therapie. Da die versehentliche intraarterielle Anwendung von Präparaten, die nicht ausdrücklich zur intraarteriellen Therapie empfohlen werden, zu Schäden führen kann, weisen wir vorsorglich darauf hin, daß die intravenöse Applikation von Lanitop gewährleistet sein muß.

Für Ihre Verordnung: Lanitop: OP mit 50 Tabletten DM 7,15, OP mit 100 Tabletten DM 12,85. AP mit 500 Tabletten. Lanitop Liquidum: OP mit 10 ml Liquidum DM 8,86, OP mit 20 ml Liquidum DM 15,65, AP mit 100 ml Liquidum. Lanitop Ampullen: OP mit 5 Ampullen DM 5,49, AP mit 25 und 100 Ampullen. Lanitop mite: OP mit 50 Tabletten DM 5,60, OP mit 100 Tabletten DM 10,05. AP mit 500 Tabletten. Lanitop mite Kalenderpackung: OP mit 84 Tabletten DM 9,30.
Weitere Informationen enthält der wissenschaftliche Prospekt (z. Zt. gültige Auflage: Jan. 1981), auch informiert Sie gern unser Mitarbeiter im wissenschaftlichen Außendienst.

Boehringer Mannheim GmbH
6800 Mannheim 31

hoch blieben. 80% der Personen in beiden Gruppen rauchten zu Beginn der Studie. Nach fünf Jahren rauchten die Männer der Interventionsgruppe noch durchschnittlich 6,5 Zigaretten pro Tag, die Männer der Kontrollgruppe dagegen 11,5 Zigaretten. Die Tabelle gibt die Ergebnisse der Krankheits- und Todesfälle in den beiden Gruppen nach fünf Jahren wieder.

Die Erkrankungs- und Todesfälle durch Herz- und Gefäßerkrankungen traten statistisch signifikant häufiger in der Kontrollgruppe auf. Diese Unterschiede werden, wie die Kategorie »Krebs und andere Todesursachen« zeigt, nicht durch andere Krankheiten »kompensiert« (Tab. 3).

Tab. 3: Ergebnisse der 5jährigen Oslo-Studie (Diese Tabelle wurde von I. Hjermann auf dem V. Kongreß »Atherosclerosis« im November 1979 in Houston, Texas, vorgestellt).

Krankheits- und Todesursachen	Diätgruppe (n = 604)	Kontrollgruppe (n = 628)
Tödliche Herzinfarkte	5	10
Nicht tödliche Herzinfarkte	13	21
Bypass-Operationen	1	3
Apoplexien	1	3
Beinarterien-Operation	0	1
Alle Herz- und Gefäßerkrankungen und Todesfälle	20	38
Alle Todesursachen		
Krebstodesfälle	5	7
Andere Todesursachen	1	1
Tödliche Herzinfarkte	5	10
Tödliche Apoplexien	0	1
Gesamtmortalität	11	19

Die Minnesota-Diät-Studie

Die Ergebnisse der Minnesota-Diät-Studie zur primären Prävention kardiovaskulärer Erkrankungs- und Todesfälle in sieben psychiatrischen Anstalten wurden auf dem Internationalen Atherosklerose-Symposium in Houston, Texas, im November 1979 vorgetragen und sind laut Auskunft des Leiters dieser Studie, I. D. Frantz, bisher außer in Abstraktform (1975) nicht publiziert worden. Insgesamt 4698 Männer und Frauen wurden in dieser Dop-

Tab. 4: Diäteinfluß auf kardiovaskuläre Erkrankungen, Doppel-Blindversuche in 7 psychiatrischen Anstalten*.

	Diätgruppe	Kontrollgruppe
Gesamtfett	37,8 Kal %	39,1 Kal %
Mehrfach ungesättigte Fettsäuren	14,7 Kal %	5,2 Kal %
Gesättigte Fettsäuren	9,2 Kal %	18,3 Kal %
P/S*Quotient	1,64	0,31
Cholesterin	166 mg/Tg.	446 mg/Tg.
Serum-Cholesterin	−13,8 mg %	− 0,6 mg %
Serum-Triglyzeride	− 2,4 mg %	+ 5,1 mg %

* Mehrfach ungesättigte/gesättigte Fettsäuren

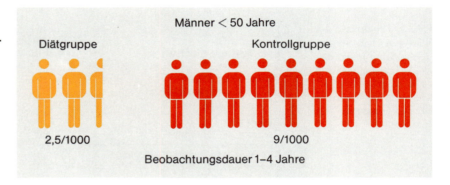

Abb. 2: Minnesota Coronary Survey. Herzinfarkt, plötzlicher Herztod, Apoplexie (Frantz et al., 1975).

pel-Blindstudie der Diätbehandlungsgruppe durch Randomisierung zugeteilt; 4751 Personen bildeten die Kontrollgruppe*.
Nach vier Jahren unter der cholesterinsenkenden Diät (Zusammensetzung siehe Tab. 4) fanden sich keine Unterschiede in der Erkrankungs- und Sterblichkeits-Häufigkeit bei älteren Männern und bei Frauen der Diät- und Kontrollgruppe. Bei Männern unter 50 Jahren – 1192 in der Diätgruppe, 1106 in der Kontrollgruppe – zeigte sich ein signifikanter Unterschied, der in der Abbildung (Abb. 2) dargestellt ist.
Da die Zahl von Zigarettenrauchern, von Diabetikern und von Männern mit Arcus senilis sowie die Blutdruckwerte in den beiden Gruppen aufgrund der Randomisierung gleichmäßig verteilt war, kann der Unterschied in der Erkrankungs- und Sterblichkeits-Inzidenz nur auf die Diät zurückgeführt werden. Diese Diät senkte

* Brewer et al., Circulation 52, Suppl. II, 269, Oktober 1975.
 Frantz et al., Circulation 52, Suppl. II, 4, Oktober 1975.
 Dawson, Gatewood, Circulation 52, Suppl. II, 271, Oktober 1975.

bei strikter Einhaltung die Cholesterinspiegel um 16% vom Ausgangswert (in der gesamten Diätgruppe um 13,8%). Offensichtlich hatte diese Diät bei Männern in höherem Lebensalter, d. h. über 50 Jahre, bei denen mehrere Risikofaktoren gleichzeitig existierten, keine Wirkung mehr. Diabetiker wiesen in 11% Q-Wellen im EKG auf; über die Hälfte der Patienten hatte einen Arcus senilis und die durchschnittlichen systolischen Blutdruck-Werte lagen erwartungsgemäß um 10 mmHg höher als in der Altersgruppe unter 50 Jahren (Dawson and Gatewood, 1975).

Die Besonderheit dieses Experimentes ist darin zu sehen, daß in einer Doppel-Blindstudie mit unifaktorieller Intervention bei hoher Gesamtfettzufuhr mit vorwiegend mehrfach ungesättigten Fettsäuren – fast 15% der Gesamtkalorien – ein beachtliches Ergebnis erreicht werden konnte. Ebenso wie in der Oslo-Studie wurde die Gesamtsterblichkeit in der Diätgruppe nicht etwa durch andere Todesursachen »ausgeglichen«: In der Diätgruppe belief sich die Gesamtsterblichkeit auf 1,7 pro Tausend; in der Kontrollgruppe lag sie bei 10,8 pro Tausend Männer (Frantz et al., 1975).

Langzeit-Studie an 1900 Männern in Chicago, 1981
Unter dem Titel »Nahrungsaufnahme, Serumcholesterin und koronarer Herztod« haben Shekelle et al. soeben die Ergebnisse ihrer 20jährigen Studie an 1900 Männern von 40 bis 55 Jahren aus Chicago mitgeteilt. Bei Beginn der Studie wurden detaillierte Ernährungs-Erhebungen durchgeführt und ein Jahr später wiederholt. Zwanzig Jahre danach wurden die Einzelbestandteile der Nahrung mit dem Auftreten von tödlichen Herzinfarkten in einer Multivariantenanalyse korreliert. »Die Ergebnisse erlauben die Schlußfolgerung, daß die Fettzusammensetzung der Ernährung die Cholesterinwerte im Serum und das Risiko für Koronartod bei Amerikanern in den mittleren Lebensjahren beeinflußt.«

Die Serumcholesterinspiegel waren *positiv* mit dem Gehalt der Kost an gesättigten Fettsäuren und Nahrungscholesterin und *umgekehrt proportional* mit der Aufnahme von mehrfach ungesättigten Fettsäuren korreliert.

Nach der (statistischen) Miteinbeziehung anderer Risikofaktoren wie Alter, Gewicht, Blutdruck, Rauchgewohnheiten, Cholesterinspiegel und Alkoholgenuß pro Monat waren die Nahrungsgewohnheiten, d. h. die Qualität der Fette und Cholesterinaufnahme signifikant mit der Koronarmortalität korreliert. In jedem der drei Drittel befinden sich jeweils über 630 Personen (Tab. 5).

Tab. 5: Die Western Electric Studie (Shekelle et al., 1981).

Nahrungsbestandteile	Koronare Todesfälle (in %)			Signifikanz (p-Wert)
	niedrig	mittel	hoch*	
Gesättigte Fettsäuren	10,9%	11,2%	11,8%	0,144
Mehrfach ungesättigte Fettsäuren	13,5%	10,4%	10,1%	0,010
Cholesteringehalt der Nahrung (in mg/1000 kcal)	10,9%	9,5%	13,6%	0,008

* Niedrig, mittel und hoch beziehen sich auf jedes der drei Nahrungsbestandteile.

Diese Studie stellt eine wertvolle Ergänzung zu dem Kostumstellungsversuch in Oslo und dem streng kontrollierten Diätexperiment in psychiatrischen Anstalten in Minnesota dar, da in Chicago die frei lebende männliche Bevölkerung mit ihren selbstgewählten Nahrungsgewohnheiten während 20 Jahren unbeeinflußt gelassen wurde. Die Ergebnisse aller drei Studien gelangen zu dem selben Resultat und der Empfehlung zur Beschränkung gesättigter Nahrungsfette, Reduktion der Cholesterinaufnahme und relativ höherer Zufuhr von mehrfach ungesättigten Fettsäuren als Ersatz für gesättigte Fettsäuren.

Berichte aus Finnland
Im Gegensatz zu den bisher mitgeteilten Studien stellt das Nordkarelien-Projekt (Puska et al., 1980) die größte Interventionsstudie *auf Gemeindeebene* dar, wobei von 1972 bis 1977 gleichzeitig drei Risikofaktoren systematisch behandelt wurden. Bemühungen zur Raucherentwöhnung waren in diesen Jahren in ganz Finnland von Erfolg begleitet, so daß sowohl in Karelien als auch in der Kontrollgemeinde bei Beendigung der Beobachtungsperiode 1977 beträchtlich weniger geraucht wurde als 1972.
Die Beeinflussung der Hypercholesterinämie (die Durchschnitts-Serum-Cholesterin-Konzentrationen der 25- bis 59jährigen Männer lagen bei 269 mg%) beschränkte sich auf den Konsum von Magermilchprodukten und mageren Fleischsorten bei Erhöhung des Gemüseverbrauchs. Bei Männern war mit dieser Kost nur eine mäßige Reduktion der durchschnittlichen Cholesterinspiegel um 4%, d. h. um 11 mg%, bei Frauen um 1% = 3 mg% vom Aus-

gangswert zu erzielen. Die Körpergewichte blieben in diesem 5-Jahres-Zeitraum etwa gleich. Die systolischen und diastolischen Blutdruckwerte gingen bei Männern um 5,3 bzw. 2,6 mmHg, bei Frauen um 7,2 bzw. 3,4 mmHg zurück.
J. T. Salonen et al. (1979) beschrieben die zwischen 1972 und 1977 beobachteten Erkrankungs- und Sterberaten in Karelien. Erstmalig für Finnland wurde bei Männern von 30 bis 64 Jahren die Zahl akuter Myokardinfarkte um 17% reduziert. Der Rückgang an Myokardinfarkten war bei jüngeren Männern (30 bis 54 Jahre) mit 24% bedeutend größer als bei älteren Männern. Bei Frauen war kein sicherer Trend feststellbar. Zerebralinfarkte zeigten dagegen bei Männern und Frauen eine erhebliche Verringerung der Inzidenz, um 33 bzw. 35% gegenüber 1972. Interessant ist, daß kein »Ausgleich« der kardiovaskulären Erkrankungen (und Sterbeziffern) durch andere Todesursachen beobachtet werden konnte. Vielmehr ging die Gesamtmortalität bei 30- bis 64jährigen Männern und Frauen von 1973 bis 1977 um 11% zurück, wie in den USA (s. Tab. 4, S. 15).
Während der Rückgang der Erkrankungs- und Sterbeziffern im Einklang mit der Beeinflussung bekannter Risikofaktoren steht, fiel den Autoren auf, daß auch in der Kontrollgemeinde die kardiovaskulären Erkrankungs- und Sterberaten zurückgingen. Neben der Reduktion der Rauchgewohnheiten in beiden Gemeinden werden andere Faktoren vermutet, die diese Tendenz beeinflußt haben könnten, aber nicht gemessen wurden. Dieses Projekt fand in einem Zeitraum statt, in dem die Massenmedien in Finnland erheblich zur Bekämpfung der Risikofaktoren beigetragen haben. Dieses Ergebnis der Langzeit-Interventionsstudie ist im Sinne der Notwendigkeit einer kombinierten Behandlung von multiplen Risikofaktoren zu interpretieren, da die Aufgabe des Rauchens, die Senkung pathologischer Cholesterinspiegel und hypertensiver Blutdruckwerte nicht nur bei individuellen Risikoträgern, sondern auch auf Gemeindeebene zu den erwünschten Resultaten geführt haben.

Präventivmedizinischer Wert der Kostumstellung unter Berücksichtigung des HDL- und LDL- Cholesterins
»Die Bewertung der Rolle der Diätberatung in der Prävention und bei der Behandlung der Koronarkrankheiten« wurde von Rifkind (Leiter der Fettstoffwechsel-Abteilung beim National Institute of Health), Goor (Koordinator der LRC-Studien) und Levy (Direk-

tor des National Heart, Lung and Blood Institute in Bethesda, Maryland) im September 1979 zusammengefaßt:

»Der Verbrauch an gesättigten Fetten wird reduziert und ein Teil wird durch mehrfach ungesättigte Fettsäuren ersetzt. Damit wird der P/S-Quotient* der an tierischen Fetten gewöhnlich reichen Nahrung von 0,3 auf 2,0 angehoben. Diese Veränderungen erniedrigen die LDL-Spiegel, möglicherweise durch Steigerung des LDL-Stoffwechsels.«

Die Autoren fahren fort:

»Eine kombinierte Diät- und Medikamentenbehandlung führt typischerweise bei Hyperlipoproteinämie IIa zu einer 40%igen Senkung der Cholesterinspiegel und erreicht in der Mehrzahl der Fälle eine Normalisierung der Cholesterinwerte.«

Weiter heißt es dann:

»Die Empfehlungen des US Senate Select Committee on Nutrition and Human Needs zur Einschränkung des Fettverbrauchs von 40% auf 30% der Gesamtkalorien und der gleichmäßigen Verteilung der gesättigten, der einfach ungesättigten und der mehrfach ungesättigten Fettsäuren auf je 10% der Gesamtkalorien, sowie die Reduktion des Cholesteringehaltes der Nahrung auf täglich 300 mg, können zu folgenden Veränderungen führen: Basierend auf den in Framingham gewonnenen Daten über den Zusammenhang zwischen Cholesterin und ischämischer Herzerkrankung kann errechnet werden, daß die Senkung des Cholesterinspiegels um nur 1% eine Reduktion der Koronarmortalität um 2,5% erreicht, daß aber eine 10%ige Cholesterinsenkung eine Reduktion der Koronarmortalität um 25% mit sich bringt.«

Bisher existieren nur wenige kontrollierte Diätstudien, die sich mit der Beeinflussung der HDL- und LDL-Cholesterinfraktionen befaßt haben. Eine dieser Studien hat Anlaß zu Spekulationen über die angebliche Senkung der HDL-Werte gegeben, die vielleicht vermeidbar gewesen wären, wenn man sich der Mühe unterzogen hätte, die Originalliteratur nachzulesen (Shepherd et al. 1979).

Dabei stellt man nämlich fest, daß es sich

a) um vier junge Menschen mit niedrigen Gesamtcholesterinwerten handelte, die 5 Wochen auf eine ungewöhnlich polyensäurereiche Diät (P/S = 4,0) gesetzt wurden, und daß sich

b) die signifikanten Senkungen des Gesamtcholesterins zu 60% auf das LDL-Cholesterin und zu 32% auf das HDL-Cholesterin verteilen. Es war logisch, bei der niedrigen Ausgangslage des Gesamtcholesterins dieser 4 Personen neben der sehr wesentlichen LDL-Erniedrigung auch eine Reduktion des HDL zu erwarten.

* P/S-Quotient: Polyunsaturated fatty acids/saturated fatty acids

Viel wichtiger ist es allerdings, zu untersuchen, was eine den üblichen Empfehlungen entsprechende Diätform (P/S = 1–2) bei Männern im mittleren Lebensalter mit Hyperlipidämien auszurichten imstande ist. Zu dieser wichtigen Frage liegen einige Arbeiten vor: Hulley et al. sowie Paul et al. zeigten, daß innerhalb von 36 Monaten bei 1084 Männern der MRFIT (Multiple Risk Factor Intervention Trial)-Studie die Gesamtcholesterinwerte von 254 auf 237 mg/dl erniedrigt wurden, wogegen die HDL-Cholesterinwerte *nicht* absanken, sondern durchschnittlich gering von 42,0 auf 42,8 mg/dl anstiegen. In der Oslo-Studie (Hjermann et al.) wurden bei besonders guter Compliance nach vier Jahren sogar Anstiege der HDL-Cholesterinwerte um 20% beobachtet. Eine weitere Studie an Hyperlipoproteinämie-Patienten vom Typ III (Falko et al.) zeigte ebenfalls unter der Diät nach 2–8 Monaten eine signifikante Erhöhung der HDL-Cholesterinwerte.

Die gleiche Arbeitsgruppe (Falko et al.) behandelte außerdem eine Gruppe von 14 Personen mit Hyperlipoproteinämie Typ V diätetisch. Patienten mit dieser Fettstoffwechselentgleisung haben gewöhnlich die vergleichsweise höchsten Triglyzerid- und niedrigsten HDL-Cholesterinwerte.

Die Triglyzeride zeigten bei allen 14 Patienten erwartungsgemäß sehr zufriedenstellende Senkungen, da die Körpergewichte um 4 bis 12 kg reduziert wurden (Tab. 6).

Tab. 6: Diätstudie bei Patienten mit Hyperlipoproteinämie Typ V (Falko et al., 1979).

Versuchspersonen	(n)	Triglyzeride mg/dl		HDL mg/dl	
		vorher	nachher	vorher	nachher
Gesamtgruppe	14	3856	630	18	28
Männer	11	3834	655	18	28
Frauen	3	3038	535	19	31
Diabetiker	6	4093	658	16	30
Nicht-Diabetiker	8	3679	609	20	27
Normalisiert	4	4650	161	15	33

Allerdings wurden die HDL-Cholesterinwerte nicht normalisiert, wenn auch Anstiege bei 13 von 14 Patienten beobachtet werden konnten. Der höchste von einem männlichen Patienten erreichte HDL-Wert betrug 36 mg/dl, der einer weiblichen Patientin 42 mg/dl. Diese Studie dauerte zwischen 3 und 12 Monaten. Es fragt sich, ob andere zusätzliche Maßnahmen, wie regelmäßige körperliche Aktivität, völlige Gewichtsnormalisierung, Aufgabe des Rauchens, sowie längere Behandlungsdauer die HDL-Werte weiterhin günstig beeinflußt hätten.

Daß auch der *Alkoholkonsum* HDL- und LDL-Werte im Serum beeinflußt, wurde bereits in der Übersichtstabelle des Einleitungskapitels erwähnt und soll auf Grund epidemiologischer Daten hier noch einmal gezeigt werden.

Der Alkoholkonsum und die Lipoproteine

In fünf epidemiologischen Studien (Framingham, Massachusetts; Albany, N.Y.; Honolulu, Hawaii; San Francisco, California und Evans County, Georgia) wurde übereinstimmend gezeigt, daß die HDL-Werte am niedrigsten und die LDL-Werte am höchsten bei Abstinenzlern lagen. Umgekehrt waren die HDL-Werte am höchsten und die LDL-Werte am niedrigsten bei Personen, die wöchentlich 20 und mehr »drinks« zu sich nahmen (was etwa dem Tagesverbrauch von 2 Glas Bier (+) bzw. 2 Glas Wein (+) entspricht).

Tabelle 7 steht als Beispiel für diese fünf epidemiologischen Studien.

Tab. 7: Alkoholkonsum, »drinks« pro Woche, Cholesterin, HDL, LDL, VLDL, Triglyzeride (mg/dl) und Rauchgewohnheiten (Castelli et al., 1977).

Alkohol verbrauch pro Woche	(n)	Gesamt-cholesterin	HDL	LDL	VLDL	TG	Raucher (%)
Albany, N.Y., 923 ♂, 50-69 Jahre							
Gesamt	923	220	50	153	17	139	59
0	201	215	46	153	16	132	49
1–3	372	220	47	155	18	140	55
4–9	260	221	53	153	15	140	67
10–19	80	224	55	151	18	153	78
20+	10	215	61	142	13	142	80
Honolulu, Hawaii, 1713 ♂, 50-69 Jahre							
Gesamt	1713	221	45	143	33	177	68
0	849	222	42	147	33	169	61
1–3	320	225	45	149	31	167	68
4–9	354	220	48	139	33	182	78
10–19	66	214	52	126	36	219	84
20+	24	186	57	98	32	217	92

Es sei abschließend ausdrücklich darauf hingewiesen, daß etwa Alkohol-»Empfehlungen« nur wegen des HDL-Anstieges nicht angebracht sind, da u. a. auch die Alkoholika als leberschädigend und als Exzeß-Kalorienträger berücksichtigt werden müssen.

Anthropologie, Epidemiologie und Nahrungsfette
Prof. Glueck, Cincinatti, Ohio, Direktor des Lipid Research Center, stellte auf dem New Yorker Symposium »Nutrition and the Killer Diseases« (29. 11. 1979) die *Richtigkeit einer Ernährungsempfehlung mit allgemeiner Fettrestriktion, Erniedrigung der Zufuhr gesättigter Fettsäuren sowie proportionaler Mehrzufuhr von mehrfach ungesättigten Fettsäuren* heraus:

a) Anthropologisch gesehen haben Menschen der Urzeit eine vorwiegend niedrige Fett- und Nahrungscholesterinzufuhr gehabt und es ist unangebracht, für den modernen Menschen eine Fleisch-Butter-reiche Ernährung als »gesund« zu empfehlen.

b) Tarahumara-Indianer in Mexico und Juden aus dem Jemen leben noch im 20. Jahrhundert mit einer traditionell fettarmen Ernährung wie seit Tausenden von Jahren und in guter Gesundheit. Von den Tarahumaras wird berichtet, daß sie tagelange Marathonrennen in Höhen von über 2000 m bewältigen.

c) Wichtig ist, daß diese an tierischen Fetten arme Nahrung keinerlei Mangelerscheinungen oder Mineral- oder Vitaminmängel hervorgerufen hat. Somit kann eine an tierischen Fetten reiche Ernährung weder als notwendig noch als optimal angesehen werden.

Es ist notwendig, darauf hinzuweisen, daß umgekehrt auch eine an mehrfach ungesättigten Fettsäuren angereicherte Kost, wie sie in zahlreichen amerikanischen Diätstudien zur Cholesterinspiegel-Senkung angewendet worden ist, in keinem einzigen Fall zu unerwünschten Nebenwirkungen wie beispielsweise Anämie, geführt hat. Der Autor hat alle in den vergangenen 25 Jahren publizierten Diätstudien auf diese Frage geprüft und keinen Anhalt für Anämie bei niedrigen oder erniedrigten Cholesterinwerten im Serum gefunden.

Tabelle 8, die die Cholesterindurchschnittswerte erwachsener Männer in den 70er Jahren in verschiedenen Weltteilen aufzeigt, gibt einen Überblick zum Problem Ernährung, insbesondere Fettgehalt der Nahrung, Cholesterinspiegel und Herzinfarkt-Todesrate und wird durch Tabelle 9 aus der 7-Länder-Studie (Blackburn, 1980) ergänzt.

Tab. 8: Serum-Cholesterin und relative Häufigkeit der Infarktsterblichkeit in 10 Ländern, 1970–1980.

Land (Erwachsene)	Durchschnitts-Cholesterinwerte (in mg %)*	Herzinfarkt-Sterblichkeit
Finnen	260	++++
Norweger	250	+++
Engländer	240	+++
Deutsche	234	+++
Amerikaner	217	++
Maoris	188	+
Japaner	171	+
Koreaner	168	(+)
Tarahumaras	134	−
Vegetarier, USA	126	−
Äthiopier	104	−

* Angaben aus der Weltliteratur;

Tab. 9: Ergebnisse aus der 7-Länder-Studie nach 5 Jahren (Blackburn, 1980).

12000 Männer aus der 7-Länder-Studie	Cholesterin im Serum (mg %)	Gesättigte Fettsäuren (Kal. %)	Infarkttote %
Velika Krsna	156	8,8	0,2
Dalmatien	185	9,5	1,1
Montegiorgio	196	8,9	1,7
Crevalcore	197	9,7	1,8
Korfu	198	5,4	1,3
Kreta	204	8,6	0,1
Zrenjanin	208	10,0	0,5
Belgrad (Fakultät)	216	10,0	0,9
Zutphen/Holland	230	19,5	3,4
U.S. Eisenbahner	236	17,0	3,3
West-Finnen	254	18,8	2,3
Ost-Finnen	264	22,2	4,4

Wie die in den Tabellen 8 und 9 zusammengefaßten Befunde aus der Weltliteratur übereinstimmend zeigen, liegen die wünschenswerten Cholesterinspiegel unter 220 mg%, die idealen Werte sogar unter 160 mg%. Dies entspricht Werten, wie sie in unserem Zivilisationsbereich nur bei Vegetariern beobachtet werden. Bei Bevölkerungen mit Durchschnitts-Serumcholesterinwerten unter 220 mg% beträgt der Kalorien-Prozentsatz gesättigter Fettsäuren 10% oder weniger an den Gesamtkalorien.

Wer erhöhte Cholesterinspiegel hat, tut gut daran, die abendlichen Aufschnitt-, Wurst- und Käse-Platten durch Gemüsesuppen, Salate und Obst zu ersetzen und von den wöchentlichen 7 Hauptmahlzeiten mittags nur noch zwei in Form von Fleischgerichten zu essen. Entsprechend den Empfehlungen der American Heart Association sollten pro Woche zwei Mahlzeiten als Fischgerichte, zwei weitere als Huhn-, Truthahn- oder Wildgerichte und wöchentlich eine Mahlzeit vorwiegend aus Kohlehydraten (Aufläufe, Kartoffelpuffer, Teigwaren, Quarkklöße) konsumiert werden. Zum Backen, Braten, als Salatsaucen werden Pflanzenöle und als Brotaufstrich Margarine empfohlen. Es bedarf überhaupt keiner Diskussion, daß andere Faktoren, wie die Aufgabe des Rauchens, Gewichtsnormalisierung, regelmäßige Ausübung einer körperlichen Betätigung oder Sportart und tägliche Einnahme notwendiger Medikamente bei Vorliegen von Diabetes und Hypertonie genauso

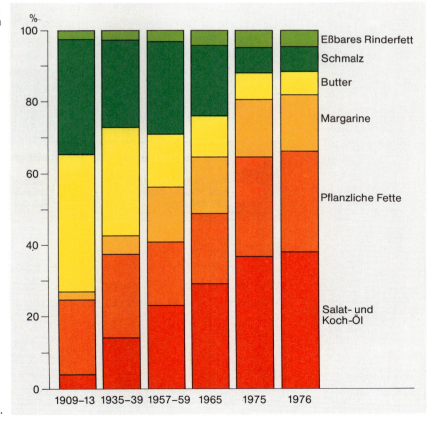

Abb. 3: Die Entwicklung des Fettverbrauchs in den USA von 1909–1976*: Ernährungsfett von Ölen und Fetten, pro Kopf der Zivilbevölkerung. Landwirtschaftsministerium der USA (Stamler, J., 1981)**.

* s. dazu auch Tab. 1, S. 113.
** Bethesda-Konferenz (Keynote-Adress): Primäre Prävention der koronaren Herzerkrankung: Die letzten 20 Jahre. Amer. J. Cardiol. 47: 722–735 (März) 1981.

wichtig sind, wie die bewußte Einhaltung einer gesunden Ernährung, aber um die Entscheidung für diesen Schritt zu erleichtern, bedarf es der Information, die im vorliegenden Kapitel vermittelt wurde.

Eine Übersicht über die Fettsäurezusammensetzung der gebräuchlichen Nahrungsfette und Öle gibt Abb. 4.

Abb. 4: Fettsäurenzusammensetzung der Nahrungsfette (aus Risikofaktoren für das Herz, Heyden, 1974).

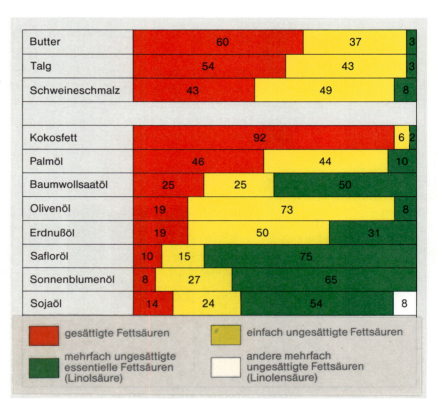

Allgemein gilt:
Gesättigte Fettsäuren erhöhen den Cholesterinspiegel, mehrfach ungesättigte Fettsäuren erniedrigen und einfach ungesättigte Fettsäuren verhalten sich dem Cholesterin im Serum gegenüber neutral.

Die medikamentöse Lipidsenkung:
Clofibrat, Cholestyramin, Nikotinsäure/Clofibrat
In der *WHO-Clofibrat-Studie (Oliver et al., 1978)* wurden drei Gruppen mit je 5000 Patienten miteinander verglichen. Die Gruppe 1 hatte Cholesterinwerte von 250 mg/dl (Mittelwert) und wurde mit 4 × 400 mg Clofibrat behandelt. Im Vergleich dazu erhielt die Gruppe, die die gleichen Cholesterinwerte aufwies, Placebo. Eine weitere Kontrollgruppe (Gruppe 3) erhielt ebenfalls Placebo, die Cholesterinwerte lagen hier bei 180 mg/dl. In der Clofibrat-Gruppe betrug die Cholesterinsenkung 9% und die Reduktion der Gesamtinfarktrate belief sich auf 20%.
Ganz deutlich zeigte sich der Nutzen der Therapie bei Patienten mit mehreren Risikofaktoren, wie z. B. Hypertonie und Zigarettenrauchen. Hier betrug die Reduktion der Infarkte sogar 34%. Von Interpreten dieser WHO-Studie wurde eine erhöhte Gesamtmortalität in der Clofibrat-Gruppe gefunden, und diese Interpretation führte in der Bundesrepublik zum vorübergehenden Verbot von Clofibrat. Dem gegenüber heißt es in der Originalpublikation ausdrücklich: »Es fand sich kein statistisch signifikanter Unterschied in der altersberichtigten Sterblichkeit von allen Todesursachen innerhalb der drei Vergleichsgruppen.« Desgleichen war die Karzinomhäufigkeit nach Angabe der Originalautoren in den drei Gruppen vergleichbar, wenn die Altersberichtigung der drei Gruppen berücksichtigt wird.
Die Ergebnisse dieser Untersuchung sind ein Hinweis darauf, daß die medikamentöse Lipidtherapie zur Prävention koronarer Herzkrankheiten, insbesondere des Herzinfarktes, ihren Stellenwert hat. Es ist jedoch bei der Auswahl der zur Verfügung stehenden Medikamente darauf zu achten, daß eine deutliche *Lipidsenkung, die im Bereich über 10%* liegen muß, erzielt wird. Der Nutzen einer Therapie zeigt sich insbesondere bei solchen Patienten, die aufgrund anderer Faktoren bereits ein erhöhtes KHK-Risiko haben oder eine für Infarkt positive Familienanamnese aufweisen.
Inzwischen ist am 23. August 1980 eine zweite Publikation aus der WHO-Studie veröffentlicht worden.
Da es offenbar üblich geworden ist, daß Interpreten Auszüge aus wissenschaftlichen Arbeiten machen und je nach Gutdünken verwenden, erscheint es angebracht, die Originalautoren der Clofibratstudie zu Wort kommen zu lassen, da die Bewertung der unterschiedlichen Mortalitätsraten in den drei Behandlungsgruppen dieser WHO-Studie auch den Initiatoren der Studie offensichtlich erhebliche Schwierigkeiten machte.

Sie führten u. a. auf S. 384 im Lancet am 23. 8. 1980 aus:

1. »In dieser Studie existiert kein Beweis für eine Beziehung zwischen der Übersterblichkeit in Gruppe I und der Behandlungsdauer, d. h. also Zeitdauer der Wirkung von Clofibrat auf den Organismus.«
2. »Ferner gibt es keinerlei Gewebe-Spezifität der Clofibratbehandlung, weder für Karzinome noch für nicht maligne Todesursachen (das gilt auch für Leber, Gallenblase und Darm).«
3. »Die Übersterblichkeit in der mit Clofibrat behandelten Gruppe ist in kleinen Zahlen über ein bemerkenswert weites Spektrum von gewöhnlichen Todesursachen verteilt.«
4. »Solche Allgemeinauswirkungen auf die Sterblichkeit sind äußerst selten und lassen daran denken, daß wir es hier mit einem ›Alterseffekt‹ oder ›niedrigen Sozialklasse-Effekt‹ zu tun haben.«
5. »Der Beweis für unerwünschte Nebenwirkungen ist deshalb einhellig ›statistisch‹, ohne biologische Bestätigung oder Erklärung.«
6. »Es ist unwahrscheinlich, daß sich die kleinen Mengen Olivenöl in den Placebokapseln in Gruppe II als Schutz ausgewirkt haben, und die Möglichkeit, daß es sich um einen Zufallsbefund handelt, muß daher besonders sorgfältig überprüft werden.«
7. »Merkwürdige Mortalitätsstatistiken in der Gruppe II im Vergleich mit Gruppe I und III sollten besonders beachtet werden..., z. B. waren 11 Todesfälle in Gruppe III als nicht bösartige Lokalpathologie (Leber, Galle, Dünndarm) klassifiziert worden, aber erstaunlicherweise nur ein einziger Fall in Gruppe II. Diese Aspekte der Todesursachenstatistik sind sonderbar (engl.: odd).«

WHO Cooperative Trial on Primary Prevention of Ischemic Heart Disease Using Clofibrate to Lower Serum Cholesterol: Mortality Follow-up Report of the Committee of Principal Investigators. Lancet, 23. August 1980, S. 379–385.

Dorr et al. führten eine medikamentöse Interventionsstudie an 2278 hypercholesterinämischen Patienten über drei Jahre durch. Die aktive Medikamentengruppe zeigte gegenüber der Placebogruppe bei Männern eine signifikante Senkung der Cholesterinspiegel und der Sterblichkeit an ischämischen Herzerkrankungen sowie der Gesamtsterblichkeit. Dies galt auch für Männer, die bereits Manifestationen der ischämischen Herzerkrankung aufwiesen (Tab. 10).
Bei Unterteilung der Männer in eine Gruppe mit Cholesterin-Ausgangswerten bei Beginn der Studie von ≥ 300 mg/dl und eine

Tab. 10: Vergleich der Sterblichkeit an ischämischer Herzerkrankung zwischen medikamentöser und Placebo-Behandlung (Dorr et al., 1978).

Cholesterin bei Beginn der Studie	Placebo-Gruppe			Medikamenten-Gruppe		
	(n)	Koronartodesfälle (n)	Mortalitätsrate (%)	(n)	Koronartodesfälle (n)	Mortalitätsrate (%)
250–299 mg/dl	316	8	2,5	292	3	1,0
≥ 300	230	14	6,0	256	6	2,4

Gruppe, deren Ausgangs-Cholesterinwerte unter 300 mg/dl lagen, fand sich in der Gruppe mit schweren Hypercholesterinämien eine höhere Koronarmortalität als in der letzteren Gruppe.

Rosenhamer und Carlson (1980) haben 1972–1979 Herzinfarktpatienten nach der Krankenhausentlassung in 2 Gruppen behandelt. In der 1. Gruppe bestand die Therapie in einer Kombination von Nikotinsäure und Clofibrat, in der 2. Gruppe nur in Diät, wobei nicht klar ist, wieweit sich diese Patienten wirklich daran gehalten haben! Die Cholesterinspiegel wurden unter medikamentöser Therapie (im Vergleich zur Kontrollgruppe) um 14% (s. Abb. 5), die Triglyzeridspiegel um 19% gesenkt.

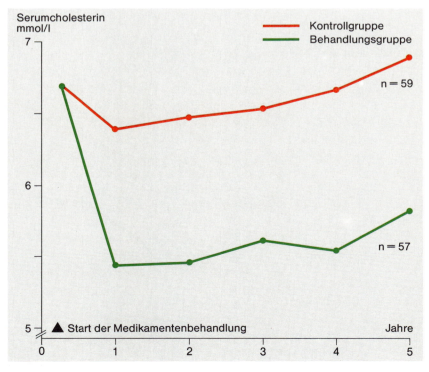

Abb. 5: Cholesterinspiegel von Patienten, die 5 Jahre an der Studie beteiligt waren (Rosenhamer und Carlson, 1980).

Abb. 6: Kumulierte Häufigkeit von Gesamttodesursachen und Tod an ischämischer Herzerkrankung (Rosenhamer und Carlson, 1980).

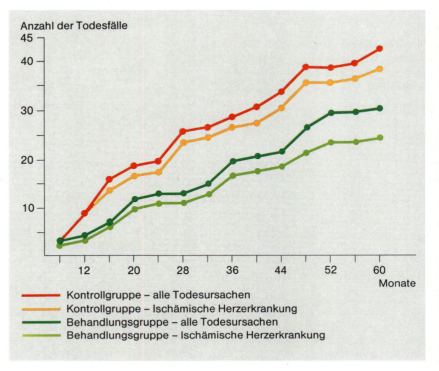

Abb. 7: Kumulierte Häufigkeit nicht tödlicher Myokardinfarkte (Rosenhamer und Carlson, 1980).

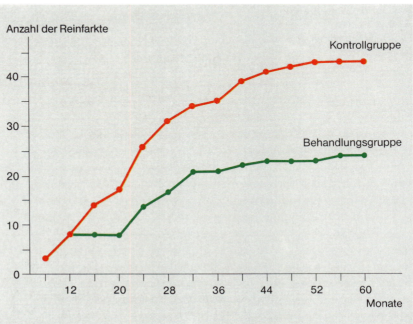

Die Mortalität an ischämischer Herzerkrankung (s. Abb. 6) war in der Medikamentengruppe mit nur 31 Todesfällen signifikant erniedrigt (p < 0,01) gegenüber der »Diätgruppe« mit 53 Todesfällen.
Nicht letale Herzinfarkte (s. Abb. 7) waren mit 2,5 pro 100 Mann-Jahren in der Medikamentengruppe signifikant seltener (p < 0,05) als in der Kontrollgruppe mit 4,6 pro 100 Mann-Jahren; Karzinome traten bei 7 Männern der Medikamentengruppe und bei 6 Männern der »Diätgruppe« auf, d. h. also ohne Zusammenhang mit dem Behandlungsregime.
Die Notwendigkeit zur Senkung erhöhter Lipidspiegel auch nach Infarkt hat sich also hier besonders deutlich erwiesen.

Die derzeit laufenden Interventionsstudien
Die gegenwärtig laufenden Interventionsstudien machten die Screeninguntersuchung von Hunderttausenden von Männern notwendig, die sich z. T. aus Industrie-, Blutbank- oder Gemeinde-Untersuchungsprogrammen rekrutierten, z. T. von ihren Hausärzten überwiesen wurden (Tab. 11).
Die LRC-Studie (Lipid Research Clinic) wird im Doppel-Blindverfahren durchgeführt, um einerseits die Kombination von Cholestyramin mit einer cholesterinsenkenden Diät und andererseits die Wirkung der Diät allein (mit Verabreichung von Placebo-Präpara-

Tab. 11: Überblick über die zwischen 1973 und 1983 in den USA laufenden Interventionsstudien.

Bezeichnung Laufzeit	Geschlecht Alter	Risikofaktor	(n) Untersuchte randomisiert	(n) Zentren	Intervention Vergleich
Lipid Research Clinic (LRC); Coronary Primary Prevention Trial (CPPT)	Männer 35–59	Typ II Hyperlipoproteinämie	400.000	12	Cholestyramin und Diät
7 Jahre 1973/76 bis 1980/83			3.800		Placebo und Diät
Multiple Risk Factor Intervention Trial (MRFIT)	Männer 35–57	Kombination von erhöhtem Cholesterin, erhöhtem Blutdruck, Rauchen	300.000	20	Diät, Medikamente, Raucherentwöhnung
6 Jahre 1973/75 bis 1980/82			12.000		Hausarztbehandlung

ten) auf die pathologisch erhöhten Serum-Cholesterin-Konzentrationen zu untersuchen. Die Diät begrenzt den Cholesteringehalt der täglichen Nahrungsaufnahme auf 400 mg und das Verhältnis mehrfach ungesättigter Fettsäuren zu den gesättigten Fettsäuren beträgt 0,8.

In der MRFIT-Studie (Multiple Risk Factor Intervention Trial) wurden die in die Kontrollgruppe randomisierten Personen auf ihren Risikostatus aufmerksam gemacht und an ihre Hausärzte zur Behandlung überwiesen. Die Diätvorschriften der Interventionsgruppe erlauben nur 300 mg Cholesterinaufnahme pro Tag bei einer Gesamtfettbeschränkung auf 30 bis 35% der Kalorienzufuhr mit 10% gesättigten und 10% mehrfach ungesättigten Fettsäuren. Die Diät enthält u. a. nicht mehr als 150 g Fleisch pro Tag, fünf fleischlose Gerichte pro Woche, z. B. zwei Fischmahlzeiten, Aufläufe etc., kein Eigelb, nur Magermilchprodukte und unbegrenzt Früchte, Gemüse und Salat.

Lipidsenkende Medikamente werden nicht verschrieben.

Die Ergebnisse aus diesen Langzeitstudien werden 1984 erwartet, vorläufige Mitteilungen aus der MRFIT-Studie wurden im Abschnitt »Präventivmedizinischer Wert der Kostumstellung unter Berücksichtigung des HDL- und LDL-Cholesterins« erwähnt.

Ist ein niedriger Serum-Cholesterinwert ein Indikator für andere Krankheiten?

Nachdem in den vorhergehenden Abschnitten die Rolle erhöhter Gesamt-Cholesterinwerte bei der Entstehung der ischämischen Herzerkrankung und ihre Behandlungsmöglichkeiten aufgezeigt wurden, wird am Schluß die Frage gestellt, was als optimale Cholesterinkonzentration definiert werden soll, und ob ein niedriges Serum-Cholesterin als ein Risikofaktor oder -indikator für andere Krankheiten anzusehen ist.

Die Konferenz der American Health Foundation zur Erarbeitung optimaler Lipidspiegel für die Bevölkerung brachte erstmalig epidemiologische, klinische und pathologisch-anatomische Gesichtspunkte zu der Empfehlung zusammen, daß Cholesterinwerte zwischen 160 und 180 mg/dl als Idealwerte für Erwachsene anzusprechen seien.

Die Ergebnisse dieser Konferenz wurden 1979 von Blackburn et al. veröffentlicht. Seit diesem Zeitpunkt wurden Ärzte durch Mitteilungen »aus internationalen Fachzeitschriften« darauf aufmerksam gemacht, daß »es sein könnte, daß niedrige Serum-

Cholesterinkonzentrationen im Hinblick auf die Gesamtmortalität ebenso wenig optimal sind wie erhöhte Werte«. Dieser Hinweis auf »den überraschenden Befund aus epidemiologischen Untersuchungen, nach denen Personen mit niedrigem Serumcholesterin eine erhöhte Mortalität infolge nicht kardiovaskulärer Erkrankungen bzw. an Karzinom zu erwarten haben«, erschien 1980 in Nr. 42 der Münch. med. Wschr., 122: 1446.

Vier Studien pro Hypothese
Da z. Z. nur vier epidemiologische Studien zur Erhärtung oder »Beweis«-Führung einer derartigen Hypothese »niedriges Cholesterin – erhöhtes Krebsrisiko« zur Verfügung stehen, sollen diese kurz beschrieben werden.

1. Die 30 Maori-Krebspatienten in Neuseeland
Beaglehole et al. faßten ihre Befunde an New Zealand Maoris mit den Worten zusammen: »... es wurden signifikant umgekehrt proportionale Beziehungen zwischen Cholesterinwerten (bei Beginn der Studie) und Karzinom und anderen Todesursachen gefunden.« Untersuchungen aller Todesfälle über einen Zeitraum von elf Jahren von insgesamt 630 Maoris ergaben 12 Krebstodesfälle bei Männern und 18 Krebstodesfälle bei Frauen. Diese Zahlen wurden zusammengefaßt; 13 Krebstodesfälle fanden sich in der untersten Cholesteringruppe (100–197 mg/dl), 10 Krebstodesfälle in der mittleren Cholesteringruppe (198–224 mg/dl) und sieben weitere in der hohen Cholesteringruppe ($\geq$ 225 mg/dl). Alle Krebstodesfälle, die sich in den ersten zwei Jahren nach der Cholesterinbestimmung ereignet hatten, wurden ausgeschlossen. Da die Autoren nicht angaben, wieviele von den 13 Krebspatienten aus der niedrigen Cholesteringruppe innerhalb von zwei Jahren gestorben sind, ist es ausgeschlossen, sich über die biologische Signifikanz dieses Befundes ein Bild zu machen, selbst wenn bei Wegfall einiger Patienten aus der kleinen 13er Gruppe noch eine statistische Signifikanz übrig bleibt.

2. Geschlechts-Unterschiede
Kark et al. (1980) berichteten über vorläufige Analysen an 164 Krebspatienten aus der Evans County Studie. Die Cholesterin-Basisuntersuchungen waren 1960–1962 durchgeführt worden und die 164 Karzinome in allen Organlokalisationen wurden während der nachfolgenden 12 bis 14 Jahre diagnostiziert. Die Cholesterin-

spiegel aus der Erstuntersuchung (1960–1962) lagen bei den Krebspatienten um 5,4 mg/dl niedriger als bei den nach Alter, Geschlecht und Rasse vergleichbaren nicht an Krebs erkrankten Personen. Bei dem Vergleich von Basis-Cholesterinspiegeln zwischen Krebstodesfällen und kardiovaskulären Todesfällen wurden Rasse- und Geschlechts-Unterschiede in den Beziehungen zwischen vorhergehendem Cholesterinwert und nachfolgendem Karzinomtod aufgedeckt, was die Interpretation der Daten erschwert. Für weiße und schwarze Männer verhielten sich die Cholesterinabweichungen von den vorhergesagten Werten in deutlich entgegengesetzter Richtung für Krebstod und für kardiovaskulären Tod, d. h. mehr Männer mit höheren Cholesterinspiegeln starben, wie zu erwarten, an kardiovaskulären Todesursachen. Umgekehrt hatten Männer, die an Karzinom starben, bei der Erstuntersuchung niedrigere als erwartete Cholesterinwerte.

Tab. 12: Abweichungen der Cholesterinwerte von den alters-, rasse- und geschlechts-spezifischen Mittelwerten bei Personen, die an Karzinomen bzw. an kardiovaskulären Erkrankungen starben (Kark et al., 1980).

Rasse Geschlecht	Karzinom Todesfälle		Kardiovaskuläre Todesfälle	
	(n)	Abweichung der Cholesterinwerte vom Mittelwert (mg %)	(n)	Abweichung der Cholesterinwerte vom Mittelwert (mg %)
Weiße ♂	35	−17,3	118	+10,1
Schwarze ♂	24	−12,1	52	+7,6
Weiße ♀	18	+7,2	58	+9,0
Schwarze ♀	12	−5,5	54	−5,9

Für Frauen beider Rassen zeigten sich Trends, die in anderer Richtung als bei Männern verliefen. Bei den 18 weißen Frauen, die am Karzinom verstarben, lag die Abweichung vom erwarteten Durchschnittscholesterinwert höher. Die kleine Zahl an Krebstoten unter den Frauen könnte natürlich für diese Geschlechtsunterschiede als Erklärung herangezogen werden.

Es ist höchst unwahrscheinlich, daß, für den Fall, es bestünden Beziehungen zwischen Cholesterin und Karzinom, diese sich auf *alle* Organlokalisationen anwenden ließen. Eine statistische Signifikanz wurde nur für weiße Männer berechnet (p = 0,02), aber für keine der restlichen drei Rasse-Geschlechtsgruppen. Dieser Befund ist im Hinblick auf die Beschränkung auf nur eine Untergruppe der Evans-County-Bevölkerung interessant, sollte aber, bevor Schlußfolgerungen daraus gezogen werden, erst durch größere Zahlen in anderen vergleichbaren Populationen bestätigt werden. Schließlich wurde von den Autoren die Möglichkeit erwogen, daß *Hypercholesterinämie* per se mit einem niedrigeren Krebsrisiko assoziiert sei. Es erscheint unlogisch, diese Hypothese ohne das bekannte statistische Phänomen der konkurrierenden Todesursachen zu diskutieren, da ein Mann mit Hypercholesterinämie, der mit 60 Jahren am Herzinfarkt stirbt, nicht in das Prädilektionsalter für Kolonkarzinom (60 bis 70 Jahre) bzw. für Lungenkrebs (65 bis 75 Jahre) gekommen ist. Die soeben abgeschlossenen Life table Analysen der gleichen Bevölkerung über einen Zeitraum von 20 Jahren ergaben keinen Zusammenhang mehr zwischen niedrigen Cholesterinwerten und erhöhtem Krebsrisiko.

3. Cholesterinwerte von Japanern nicht vergleichbar mit denen von Amerikanern oder Europäern
In der Honolulu-Heart-Study (Marmot et al., 1975) wurden in Japan verbliebene Einwohner mit ihren Landsleuten verglichen, die nach Hawaii und an die Westküste der USA ausgewandert waren. Die Gesamtcholesterinwerte und die Rate der Koronartodesfälle der in Japan verbliebenen Männer lagen signifikant niedriger als in den USA und Westeuropa.
Über die Karzinommortalität bei den Japanern in dieser Studie wurde bisher noch nichts publiziert, aber mündlich wurde über eine gewisse Krebs-Häufung bei Männern mit niedrigen Cholesterinwerten berichtet.

4. Die Puerto-Rico-Studie
Die Puerto-Rico-Heart-Study soll nach einem Bericht des National Institute of Health (1980) ähnliche Tendenzen mit erhöhter Karzinominzidenz bei niedrigen Cholesterinspiegeln aufweisen. Einzelheiten wurden bisher nicht veröffentlicht.

Studien an Maoris, Schwarzen, Japanern, Puerto-Ricanern und in Framingham gegen 10 negative Studien
Die Tabelle 13 gibt einen Überblick über den Stand vom Frühjahr 1981 zum Problem »Cholesterin und Karzinom« – falls überhaupt von einem solchen Problem gesprochen werden kann. Den fünf erwähnten Studien stehen zehn Untersuchungen mit negativem Resultat, sowie eine mit fraglichen Ergebnissen von Rose und Mitarbeitern (1974) gegenüber.
Rose et al. (1974) führten eine retrospektive Analyse von 90 ver-

Tab. 13: **Auffällige Unterschiede in der Assoziation zwischen Cholesterinspiegel und Karzinominzidenz bei verschiedenen Rassen** (Heyden, 1981).

Niedriges Cholesterin – erhöhte Krebsmortalität	Niedrige Cholesterin-Werte und Karzinom: Zusammenhänge fraglich	Keine Korrelation zwischen Cholesterin und Krebsmortalität
Kark et al. (1980) „Puerto Rico Study" (1980) „Honolulu Study" (1980) Beaglehole et al. (1980) „Framingham" (1980 + 1981, 2 Interpretationen)	Rose et al. (1974)	Pearce and Dayton (1971) Ederer et al. (1971) „Oslo Study" (1972) Singman et al. (1973, 1980) „7 Country Study" (1976) „Pooling Project" (1979) „Chicago Studies" (1979) „Whitehall Study" (1980) „Stockholm Prospective Study" (1980) „Paris Prospective Study" (1980)

storbenen Kolon-Karzinom-Patienten aus verschiedenen epidemiologischen Zentren durch und glaubten nachgewiesen zu haben, daß die Kolon-Karzinom-Patienten niedrigere Cholesterinspiegel hatten als erwartet.

Wir (Heyden 1974) erhielten von Rose in einer persönlichen Mitteilung die Aufschlüsselungen über die Cholesterinbestimmungen und den Zeitpunkt des Todes: 33 Patienten waren zwischen ein bis drei Jahren nach der Cholesterinbestimmung verstorben. Rose schrieb dazu: »Die Abweichungen des Cholesterinwertes zu niedrigeren als den Durchschnittscholesterinspiegeln sind um so größer, je kürzer das Intervall zwischen Cholesterinbestimmung und Krebsdiagnose war, d. h. bei bereits kranken Männern. Wenn man diejenigen Männer, die innerhalb eines Jahres nach der Cholesterinbestimmung als Kolon-Karzinom-Patienten identifiziert wurden, aus der Analyse herausnimmt, verbleibt keine Korrelation mehr zwischen Cholesterin und Kolon-Karzinom.«

Zwei Interpretationen der Framingham-Daten

Die Framingham-Studie wurde erstmalig von Rose und Shipley interpretiert (1980). Sie fanden *keinerlei Korrelation zwischen nicht kardiovaskulären Todesursachen und Höhe des Cholesterins bei der Erstuntersuchung* (Tab. 14). Diese Tabelle berücksichtigt nur Todesfälle, deren Tod zwei Jahre oder länger nach der Cholesterinbestimmung eintrat!

Tab. 14: Korrigierte Framingham-Daten: Todesraten pro 1000 Männer pro Jahr. Alter bei Beginn der Studie 35 bis 64 Jahre, altersberichtigt; Beobachtungszeitraum 16 Jahre (nach Rose und Shipley, 1980).

Todesursachen	Cholesterin (mg%)			
	< 205	205 –	235 –	≥ 280
Nicht kardiovaskulär	7,8	6,3	10,0	8,6
Koronare Herzerkrankung	3,5	4,9	4,7	7,4
Alle Ursachen	11,3	11,2	14,7	16,0

Andererseits wurde 1981 von Williams et al. mitgeteilt, daß zwischen niedrigen Cholesterinspiegeln in Framingham und Krebsrisiko bei Männern eine statistische Beziehung beobachtet werden konnte, die aber bei Frauen in Framingham nicht gesehen wurde. Diese Geschlechtsdifferenz ist auch in Evans County von Kark et al. beschrieben worden und sollte davor warnen, eine Hypothese kritiklos als klinischen Zusammenhang zu akzeptieren. Die Autoren erwähnen auch die Möglichkeit, daß die Assoziation Cholesterin – Karzinom einfach dadurch zustande kommt, daß Männer mit hohen Cholesterinwerten an kardiovaskulären Krankheiten sterben und deshalb nicht das »Krebsalter« erreichen.

Zehn Studien contra Hypothese

Die folgenden 10 Studien werden in ihrer chronologischen Publikationsfolge kommentiert. Sie stellen derzeitig den besten Beweis gegen die Hypothese vom Zusammenhang »niedriges Cholesterin – erhöhtes Krebsrisiko« dar.

1. Acht Jahre Diät-Studie in Los Angeles
Die am häufigsten zitierte Langzeitstudie (8 Jahre) wurde an rund 850 Männern in Los Angeles durchgeführt. Bei der erwünschten Cholesterinsenkung hatte die erwartete Infarkt-Verminderung in der Diätgruppe im Vergleich zur Kontrollgruppe stattgefunden. Während der 8jährigen Laufzeit der Studie und den zwei darauf folgenden Post-Diät-Jahren traten 31 Karzinomfälle in der Diätgruppe und nur 17 Karzinomfälle in der Kontrollgruppe auf (Pearce and Dayton, 1971). Wir haben die Datenangaben überprüft (Heyden 1974) und stellten fest, daß 12 von den 31 Patienten, die Karzinome entwickelten, zwar der Diätgruppe zugeteilt waren, aber überhaupt nicht bzw. bis höchstens an die 20% der achtjährigen Studie die Diätkost einhielten. Wenn man diese 12 Krebspatienten aus der Diätgruppe ausschließt, verbleibt kein Unterschied mehr in bezug auf Krebserkrankungen zwischen Diätgruppe (19) und Kontrollgruppe (17).

2. Ein amerikanisches und drei europäische Experimente
Ederer et al. (1971) berichteten kurz nach der Veröffentlichung von Pearce und Dayton über die Diätexperimente zur Cholesterinsenkung aus den Studien in Oslo, London, Helsinki und Faribault. Die Karzinomfälle in den Jahren der Diäteinhaltung plus post-Diätphase beliefen sich bei den vier Diätgruppen auf 7,7% und in den vier Kontrollgruppen auf 10,9%.

3. Zehn Jahre Beobachtung in Oslo
Die Oslo-Studie, eine Untersuchung der Erkrankungs- und Sterblichkeitsrate über 10 Jahre nach der Basis-Cholesterinbestimmung, d. h. also keine Diät-Studie (Westlund und Nicolaysen, 1972), zeigte keinen Zusammenhang zwischen niedrigen Cholesterinspiegeln und Karzinominzidenz, gleichgültig wann Patienten, die Krebs entwickelten, ihre letzte Cholesterinspiegelbestimmung vor der Diagnosestellung hatten.

4. Dreizehn Jahre Erfahrung im Anti-Coronary-Club
Singman et al. (1973 und 1980) publizierten ihre 13jährigen Erfahrungen mit der »Prudent diet« (der weisen Diät) im Anti-Coronary-Club bei drei Gruppen von Männern. Die Krebstodesfälle waren unabhängig von der Senkung des Serumcholesterins: 1. Gruppe: Sechs Patienten unter den 378 aktiven diäteinhaltenden Männern = 1,59%; 2. Gruppe: 15 Patienten unter den 853 inaktiven, d. h. nicht mehr auf Diät verbliebenen Personen = 1,75% und 3. Gruppe: Zehn Patienten unter den 533 nicht diäteinhaltenden Kontrollpersonen = 1,88%.

5. Die Mittelmeerländer
In der Sieben-Länder-Studie (Keys 1976) wurden bei Bevölkerungen der Mittelmeerländer niedrigere Cholesterinwerte als bei Amerikanern und Nord-Europäern nachgewiesen. Nicht nur die Koronarmortalität lag in den Mittelmeerländern um das drei- bis fünffache niedriger, sondern auch die Krebssterblichkeit betrug in dem Beobachtungszeitraum von zehn Jahren fast nur die Hälfte wie in Amerika, Finnland und Holland.

6. Fünf amerikanische Langzeituntersuchungen
Die Population im Pooling Project umfaßte 8381 30- bis 59jährige weiße Männer aus fünf amerikanischen Langzeitstudien (Albany, N. Y., Chicago Gaswerke, Chicago Western Electric Company, Framingham und Tecumseh, Michigan) mit einer Beobachtungs-

zeit von 8½ Jahren. Die Multivariantenanalyse (Berücksichtigung von Alter, diastolischem Blutdruck, Zigarettenrauchen, Gewicht) ergab: Je höher das Serumcholesterin am Beginn der Studie lag, um so höher waren auch die Todesraten. Dies war für Koronarmortalität ($p < 0,01$), wie zu erwarten, statistisch signifikant. Keine signifikanten Beziehungen wurden dagegen zwischen dem Ausgangscholesterinwert und der Krebsinzidenz im Beobachtungszeitraum festgestellt. Die Möglichkeit, daß ein niedriger Serumcholesterinspiegel mit einem hohen Mortalitätsrisiko (insgesamt und für Koronarkrankheiten und Karzinome) verbunden ist, wurde aufgrund der Daten verneint (Lewis et al., 1979).

7. Drei Studien in Chicago

Im Pooling Project waren zwar die Daten aus Chicago mitverwandt worden, aber die Studien in Chicago wurden über eine längere Beobachtungszeit erweitert und mit einer 3. Untersuchung an 5405 Männern ergänzt: Das Chicago Heart Association Detection Project in Industry mit 6 Jahren Nachuntersuchungszeit wurde mit einbezogen. Die 1899 Männer der Western Electric Company wurden über 17 Jahre und die 1233 Männer der Chicago Gas Co. über 15 Jahre gesundheitlich überwacht. Somit umfassen diese Prospektivstudien insgesamt 8537 Männer zwischen 40 und 64 Jahren. In den 6 bis 17 Jahren Nachuntersuchung fand sich keine Beziehung zwischen niedrigen, mittleren oder hohen Cholesterinwerten und Karzinommortalität (Stamler et al., 1979). Diese Feststellung gilt für Gesamtkarzinom-Mortalität wie auch für organspezifische Sterblichkeit wie Lungen-, Kolon- und Magen-Karzinom.

8. Die Whitehall-Studie über 7½ Jahre in England

Noch größere Zahlen liegen in der englischen Whitehallstudie mit 17 718 Männern im Alter von 40 bis 64 Jahren vor. Die Bedeutung

Tab. 15: Todesraten pro 1000 Männer pro Jahr (altersberichtigt) (nach Rose u. Shipley, 1980).

Todesursachen	Beobachtungs-dauer (Jahre)	Cholesterin			
		<180	180–	220–	≥260
Nicht kardio-vaskulär	<2	4,3	2,8	2,3	2,1
	2–7½	3,6	3,3	3,8	3,4
Koronare Herzerkrankung	<2	2,1	2,5	2,8	4,2
	2–7½	1,8	2,1	3,8	4,7
Alle Ursachen	<2	6,4	5,3	5,1	6,3
	2–7½	5,4	5,4	7,5	8,0

dieser 7½jährigen Untersuchung ist darin zu sehen, daß nicht kardiovaskuläre Todesursachen incl. Karzinom nur dann signifikante Beziehungen zu niedrigen Cholesterinwerten aufweisen, so lange diejenigen Patienten, die innerhalb von 2 Jahren nach der Cholesterinbestimmung verstorben sind, in der Gesamtgruppe verbleiben. Werden diese Patienten aus der Gruppe herausgenommen, zeigt sich für nicht kardiovaskuläre Mortalität und Cholesterin bei Beginn der Studie keinerlei Beziehung (Tab. 15).

9. Die erste französische Langzeitstudie
Die im Amer. J. Epidemiol. (1980) veröffentlichte »Paris Prospective Study« stellt eine weitere Bestätigung dar, daß in der Multivariantenanalyse zwischen niedrigen Ausgangscholesterinwerten und Karzinominzidenz keine Beziehung existiert.

10. Vierzehnjährige Studie in Schweden
Die »Stockholm Prospective Study« (Böttiger und Carlson, 1980) demonstrierte in fünf Cholesterin- und fünf Triglyzerid-Quintilen keine Beziehung zur Krebssterblichkeit (Abb. 8 und 9), d. h. bei

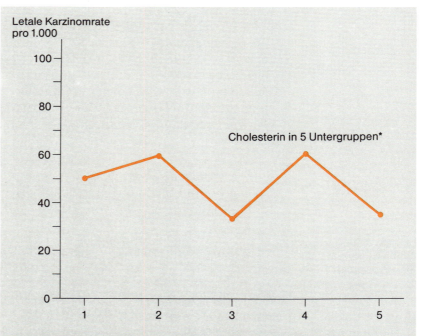

Abb. 8: Fehlende Korrelation zwischen Cholesterinspiegel bei der Erstuntersuchung und nachfolgender Krebsinzidenz in der prospektiven Studie in Stockholm (Böttiger und Carlson, 1980).

* Die Zahlen 1 und 2 stellen die niedrigen Cholesterin-Werte bei der Erst-Untersuchung dar, die Zahl 3 mittlere Werte, die Zahlen 4 und 5 die hohen und höchsten Werte.

Abb. 9: Fehlende Korrelation zwischen Triglyzeridspiegel und nachfolgender Krebsinzidenz in der prospektiven Studie in Stockholm (Böttiger und Carlson, 1980).

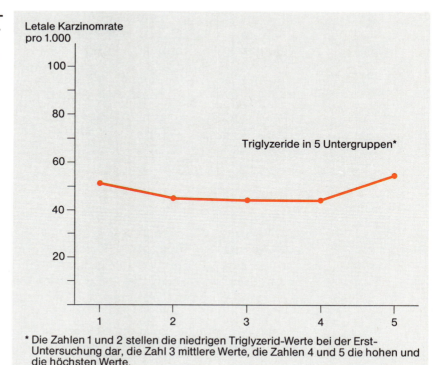

* Die Zahlen 1 und 2 stellen die niedrigen Triglyzerid-Werte bei der Erst-Untersuchung dar, die Zahl 3 mittlere Werte, die Zahlen 4 und 5 die hohen und die höchsten Werte.

niedrigen, mittleren oder hohen Cholesterin- und Triglyzerid-Ausgangswerten belief sich die Krebssterblichkeit auf dem gleichen Niveau.

Schlußfolgerung
Derzeit stehen Berichten, die einen Zusammenhang zwischen niedrigen Cholesterinwerten und erhöhter Sterblichkeit an nicht kardiovaskulären Krankheiten vermuten, zahlenmäßig mehr internationale Studien gegenüber, die einen solchen Zusammenhang verneinen (s. Tab. 13).
In diesen sieben Langzeituntersuchungen war kein Hinweis für eine Beziehung zwischen niedrigen Cholesterinspiegeln und nachfolgender Sterblichkeit an nicht kardiovaskulären und Karzinomerkrankungen festzustellen. Darüber hinaus hatten drei umfassende Berichte über Diätexperimente zur Senkung des Cholesterins keine erhöhte Krebssterblichkeit oder Gesamtsterblichkeit bei erniedrigten Cholesterinserumkonzentrationen nachweisen können.

Am Beispiel der Whitehall-Studie in England wurde besonders klar, wie wichtig die Berücksichtigung des Zeitraums zwischen Cholesterinbestimmung und Eintritt des Krebstodes ist, da Personen mit latenter Krebserkrankung bereits Stoffwechselveränderungen unterworfen sind, die unter anderem zu niedrigeren Serumcholesterinspiegeln führen. Das bedeutet, daß die Krebserkrankung zuerst, die Erniedrigung des Cholesterinspiegels sekundär auftritt und somit erniedrigte Serumcholesterinkonzentrationen nicht als für Krebs gefährdende Faktoren angesehen werden dürfen (Heyden 1980).

Zusammenfassung
In den hinter uns liegenden 70er Jahren war die Diskussion um die Bedeutung der Hypercholesterinämie in der Ätiologie und die Rolle der Senkung der Cholesterinwerte in der primären und sekundären Prävention der ischämischen Herzerkrankungen mit emotionellen Argumenten belastet. Ich habe deshalb unter Berufung auf eine Entschließung der American Heart Association für die Ärzteschaft vom August 1980 den Versuch unternommen, die wissenschaftliche Position zu diesem Thema klar zu umreißen. Diese größte Ärzte- und Laienorganisation der Welt hat seit ihrer Gründung 1948 die Aufklärung, Information und Gesundheitserziehung auf dem Gebiet der Herz- und Gefäßerkrankungen und ihrer Risikofaktoren als ihre wichtigste Aufgabe angesehen. Beweise für den Erfolg dieser Strategie sind heute an den sinkenden Herzinfarkt- und Apoplexie-Todesraten in den USA abzulesen, wie in der Einleitung beschrieben wurde, aber auch in der unterschiedlichen Reduktion der kardiovaskulären Sterblichkeit in den höheren Sozialschichten im Vergleich zu den unteren Sozialschichten. Auf eine kurze Formel gebracht, bedeutet dieser Befund – dargestellt am Beispiel der Metropolitan Lebensversicherungsgesellschaft und der Daten aus Washington County, Maryland – daß derjenige, der eine bessere Ausbildung genossen und beruflich eine höhere Position erreicht hat, die Empfehlungen zur gesünderen Lebensweise einschließlich des bewußten Essens eher einzuhalten gewillt ist. Die Auswirkung der langfristigen Einhaltung einer vernünftigen Kost auf die Serumlipide und auf die kardiovaskuläre Mortalität kann auf Grund der vorgelegten Daten über die Diät-Studien in Oslo und in Minneapolis als ein Kausalzusammenhang angesehen werden. Die Empfehlungen zur Kostumstellung haben auf Bevölkerungsebene (Finnland) wie auch in kontrollierten Studien mit Messung der HDL- und LDL-Cholesterin-Fraktionen zu

den erwünschten Ergebnissen geführt und können deshalb in der Praxis auf den Einzelpatienten übertragen werden. Die Domäne der diätetischen auf Cholesterinsenkung zielenden Methoden bleibt neben der gewöhnlichen Hypercholesterinämie (≥ 220 mg/dl) jegliche Sonderform der Hyperlipoproteinämie, auch wenn gleichzeitig eine medikamentöse Behandlung indiziert ist.

Die großen Kontroversen der vergangenen Dekade hinsichtlich der Rolle der Lipidsenker sollen uns nicht in eine Extremposition bringen, diese grundsätzlich abzulehnen. d-Thyroxin verursachte Herz-Arrhythmien, zum Teil Angina pectoris, Clofibrat Gallensteine, Östrogene thromboembolische Komplikationen. Aber trotz der Notwendigkeit, beim Einsatz von Lipidsenkern sorgsam auf Nebenwirkungen zu achten, müssen die epidemiologischen Daten berücksichtigt werden, die eindeutig darauf hinweisen, daß erhöhte Lipidwerte ein signifikantes Gesundheitsrisiko darstellen. Die Beweise – zuletzt auch aus den 10-Jahres-Erfahrungen der 7-Länder-Studie (Blackburn et al., 1979) – sind nicht mehr zu bezwei-

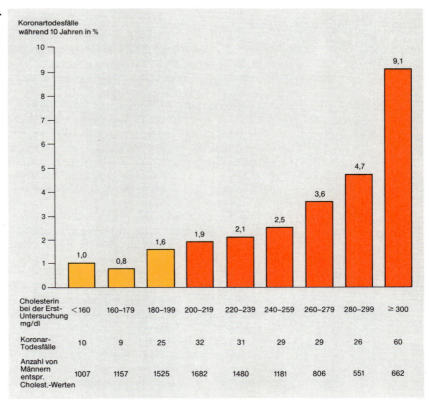

Abb. 10: Zehn Jahre Verlaufsbeobachtung über den tödlichen Herzinfarkt und Cholesterinspiegel bei der Erstuntersuchung in 7 Ländern (Blackburn et al., 1979).

feln: mit Anstieg der Serumlipide erhöht sich das Risiko für kardiovaskuläre Erkrankungen (Abb. 10). Daß der umgekehrte Befund, also ein durch Diät oder Medikamente erniedrigter Cholesterinspiegel keine Gefahr für andere, nicht kardiovaskuläre oder gar neoplastische Erkrankungen und Todesursachen darstellt, wurde in einem Abschlußkapitel auf Grund des neuesten Standes der Forschung gezeigt.

Literatur
1. *Beaglehole, R., Foulkes, M. A., Prior, I. A.,* and *Eyles, E. F.:* Cholesterol and mortality in New Zealand Maoris. Brit. Med. J. 280: 285–287, 1980.
2. *Blackburn, H., Berenson, G., Christian, J. C., Epstein, F., Feinleib, M., Havas, S., Heiss, G., Heyden, S., Jacobs, D., Joosens, J. V., Kagan, A., Kannel, W. B., Morrison, J. A., Roberts, N. J., Tiger, L.,* and *Wynder, E. L.:* Conference on the health effects of blood lipids: Optimal distributions for populations. Prev. Med. 8: 612–678, 1979.
3. *Blackburn, H.:* Risk factors and cardiovascular disease, p. 1–20, in: The American Heart Association Heart Book, E. P. Dutton, New York, 1980.
4. *Böttiger, L. E.,* and *Carlson, L. A.:* Risk factors for ischaemic vascular death for men in the Stockholm Prospective Study. Atherosclerosis, 36: 389–408, 1980.
5. *Brewer, E. R., Ashman, P. L.,* and *Kuba, K.:* The Minnesota Coronary Survey: Composition of the diets, adherence and serum lipid response. Circulation 52, Suppl. II, 269, October 1975.
6. *Castelli, W. P., Doyle, J. T., Gordon, T., Hames, C. G., Hjortland, M. C., Hulley, S. B., Kagan, A.* and *Zukel, W. J.:* Alcohol and blood lipids: The Cooperative Lipoprotein Phenotyping Study. Lancet 2: 153, 1977.
7. *Committee of Principal Investigators:* A cooperative trial in the prevention of ischaemic heart disease using clofibrate. Brit. Heart J. 40: 1069–1118, 1978.
8. *Comstock, G. W.,* and *Tonascia, J. A.:* Education and mortality in Washington County, Maryland. J. Health and Soc. Behav. 18: 54–61, 1977.
9. *Dawson, E. A.,* and *Gatewood, L. C.:* The Minnesota Coronary Survey: Methodology and characteristics of the population. Circulation 52, Suppl. II, 271, October 1975.
10. *Dorr, A. E., Gundersen, K., Schneider, J. C. Jr., Spencer, T. W.,* and *Martin, W. B.:* Colestipol hydrochloride in hypercholesterolemic patients – effect on serum cholesterol and mortality. J. Chron. Dis. 31: 5–14, 1978.
11. *Ederer, F., Leren, P., Turpeinen, O.,* and *Frantz, I. D.:* Cancer among men on cholesterol-lowering diets. Lancet 2: 203–206, 1971.
12. *Falko, J. M., Witztum, J. L., Schonfeld, G.,* and *Bateman, J.:* Dietary treatment of type V hyperlipoproteinemia fails to normalize low levels of high-density lipoprotein cholesterol. Ann. Int. Med. 91: 750–751, 1979.
13. *Falko, J. M., Witztum, J. L., Schonfeld, G., Weidman, S. W.,* and *Kolar, N. B.:* Type III Hyperlipoproteinemia: Rise in high-density lipoprotein levels in response to therapy. Amer. J. Med. 66: 303–310, 1979.
14. *Frantz, I. D. jr., Dawson, E. A., Kuba, K., Brewer, E. R., Gatewood, L. C.,* and *Bartsch, G. E.:* The Minnesota Coronary Survey: Effect of diet on cardiovascular events and deaths. Circulation 52, Suppl. II, 4, October 1975.

15. *Heyden, S.:* Polyunsaturated fatty acids and colon cancer. Nutr. Metabol. 17: 321–328, 1974.
16. *Heyden, S.:* The hard facts behind the hard-water theory and ischemic heart disease. J. Chron. Dis. 29: 149–157, 1976.
17. *Heyden, S.:* Niedrige Cholesterin-Werte: Ein Risikofaktor für Krebs? Med. Klin. 75: 728–732, 1980.
18. *Hjermann, I., Enger, S. C., Helgeland, A., Holme, I., Leren, P.,* and *Trygg, K.:* The effect of dietary changes on high density lipoprotein cholesterol. Amer. J. Med. 66: 105–109, 1979.
19. *Honolulu Heart Study,* erwähnt im NIH report.
20. *Hulley, S., Ashman, P., Kuller, L., Lasser, N.,* and *Sherwin, R.:* HDL-cholesterol levels in the Multiple Risk Factor Intervention Trial (MRFIT). Lipids 14: 119–125, 1979.
21. *Hulley, S. B., Cohen, R.,* and *Widdowson, G.:* Plasma high density lipoprotein cholesterol level. Influence of risk factor intervention. J. Am. Med. Ass. 238: 2269, 1977.
22. *Kark, J. D., Smith, A. H.,* and *Hames, C. G.:* The relationship of serum cholesterol to the incidence of cancer in Evans County, Georgia. J. Chron. Dis. 33: 311–322, 1980.
23. *Keys, A.:* Mortality and coronary heart disease in the Mediterranean area, in »Proceedings of the II International Congress on the Biological Value of Olive Oil«, Torremolinos, Spain, pp. 281–286, 1976.
24. *Lewis, B., Blankenhorn, D., Christian, J. C., Gotto, A. M. jr., Kay, R. M., Malmros, H., Mancini, M., Miller, N. E., Nikkila, E. A., Schettler, G., Silvers, A., Stamler, J.,* and *Wood, P. D.:* Conference on the health effects of blood lipids: Optimal distributions for populations. Prev. Med. 8: 679–714, 1979.
25. *Marmot, M. G., Syme, S. L., Kagan, A., Kato, H., Cohen, J. B.,* and *Belsky, J.:* Epidemiologic studies of coronary heart disease and stroke in Japanese men living in Japan, Hawaii and California: prevalence of coronary and hypertensive heart disease and associated risk factors. Amer. J. Epidemiol. 102: 514–525, 1975.
26. *NIH (Meeting report):* Cholesterol and non-cardiovascular mortality. J. Am. Med. Ass. 244: 25, 1980.
27. *Oliver et al.* (1978) s.: Committee of Principal Investigators.
28. *Paris Prospective Study: Cambien, F., Ducimetiere, P.,* and *Richard, J.:* Total serum cholesterol and cancer mortality in a middle-aged male population. Amer. J. Epidemiol. 112: 388–394, 1980.
29. *Paul, O., Hulley, S.,* and *McFate Smith, W.:* The Multiple Risk Factor Intervention Trial: Experience with diet and blood lipids. VII International Symposium on Drugs Affecting Lipid Metabolism, Mailand, 28.–31. Mai, 1980, Abstract Book, S. 132.
30. *Pearce, M. L.,* and *Dayton, S.:* Incidence of cancer in men on a diet high in polyunsaturated fat. Lancet 1: 464–467, 1971.
31. *Puerto Rico Heart Study,* erwähnt im NIH report.
32. *Puska, P., Tuomiletho, J., Nissinen, A., Salonen, J. T.,* and *Kottke, T. E:* Community programme for control of hypertension in North Carelia, Finland. Lancet 2: 900–903, 1980.

33. *Rifkind, B. M., Goor, R. S.,* and *Levy, R. I.:* Current status fo the role of dietary treatment in the prevention and management of coronary heart disease. Med. Clin. N. America 63: 911–925, 1979.
34. *Rose, G., Blackburn, H., Keys, A., Taylor, H. L., Kannel, W. B., Paul, O., Reid, D. D.,* and *Stamler, J.:* Colon cancer and blood cholesterol. Lancet 1: 181, 1974.
35. *Rose, G.,* and *Shipley, M. J.:* Plasma lipids and mortality: A source or error. Lancet 1: 523–526, 1980.
36. *Rosenhamer, G.,* and *Carlson, L. A.:* Effect of combined clofibrate-nicotinic acid treatment in ischemic heart disease – an interim report. Atherosclerosis, 37: 129–138, 1980.
37. *Salonen, J. T., Puska, P.,* and *Mustaniemi, H.:* Changes in morbidity and mortality during comprehensive community programme to control cardiovascular diseases during 1972–1977 in North Carelia, Brit. Med. J. 2, 1178–1183, 1979.
38. *Shekelle, R. B., Shryock, A. M. M., Paul, O., Lepper, M., Stamler, J., Liu, S.,* and *Raynor, W. J. jr.:* Diet, serum cholesterol and death from coronary heart disease. N. Engl. J. Med. 304: 65–70, 1981.
39. *Shepard, J., Packard, C. J., Patsch, J. R., Gotto, A. M.,* and *Taunton, O. D.:* Effects of dietary polyunsaturated and saturated fat on the properties of high density – lipoproteins and the metabolism of apolipoprotein A. J. Clin. Invest. 61: 1582, 1978.
40. *Singman, H. S., Archer, M.,* and *Bergner, L.:* Cancer mortality and polyunsaturated fatty acids. Mount Sinai J. Med. 15: 677, 1973.
41. *Singman, H. S., Berman, S. N., Cowell, C., Maslansky, E.,* and *Archer, M.:* The anti-coronary-club: 1957 to 1972. Amer. J. Clin. Nutr. 33: 1183, 1980.
42. *Stamler, J., Dyer, A., Paul, O., Shekelle, R., Schoenberger, J., Berkson, D., Lepper, M., Collette, P., Shekelle, S.,* and *Lindberg, H.:* Serum cholesterol and risk of death from cancer and other causes in three Chicago epidemiological studies. Circulation 59 and 60: 66, Supp. II (Abstract), 1979.
43. *The Lipid Research Clinics Program:* The coronary primary prevention trial: design and implementation. J. Chron. Dis. 32: 609–631, 1979.
44. *Westlund, K.,* and *Nicolaysen, R.:* Ten-year mortality and morbidity related to serum cholesterol. Scand. J. Clin. Lab. Invest. 30 (Suppl. 127): 1–24, 1972.
45. *Williams, R. R., Sorlie, P. D., Feinleib M., McNamara, P. M., Kannel, W. B.,* and *Dawber, T. R.:* Cancer Incidence by Levels of Cholesterol, J. Am. Med. Ass. 45: 247–252, 1981.
46. *Wilson, D. E.,* and *Lees, R. S.:* Metabolic relationships among the plasma lipoproteins. Reciprocal changes in the concentrations of very low and low density lipoproteins in man. J. Clin. Invest. 51: 1051, 1972.

Hypertriglyzeridämie

Bericht aus USA: Kooperativstudie

Die Kooperativstudie der sechs Zentren Framingham, Albany, Puerto Rico, Evans County, San Francisco und Honolulu – zusammengefaßt in der sogenannten Lipoprotein Phenotyping Study – zeigte, daß sich die Prävalenz der ischämischen Herzerkrankung – unabhängig vom Triglyzeridspiegel – umgekehrt proportional zur HDL-Konzentration verhält (Kannel, 1980).

Wie die Abb. 1 demonstriert, ist das höchste Risiko für ischämische Herzerkrankungen bei denjenigen Personen zu finden, die HDL-Cholesterinspiegel von weniger als 40 mg/dl aufweisen, gleichgültig, ob ihre Triglyzeridwerte unter 89, zwischen 89 und 206 oder über 206 mg/dl liegen. Kannel (1980) weist darauf hin, daß Hypertriglyzeridämie mit einer hohen Inzidenz der ischämischen Herzerkrankung assoziiert ist, daß diese Assoziation aber mit den oft gleichzeitig zu beobachtenden niedrigen HDL-Cholesterinspiegeln erklärbar ist, ferner mit gleichzeitig erhöhten LDL-Cho-

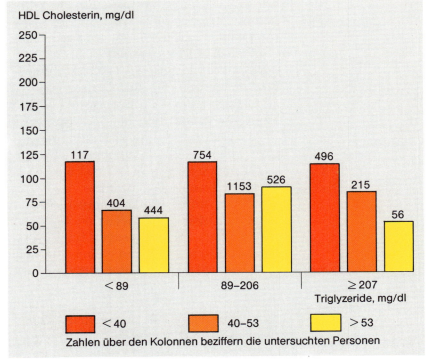

Abb. 1: Häufigkeit der ischämischen Herzerkrankung entsprechend den Triglyzerid- und HDL-Cholesterinwerten bei Männern im Alter von 50 bis 69 Jahren (Cooperative Lipoprotein Phenotyping Study, Kannel, 1980).

lesterinspiegeln, Glukoseintoleranz bzw. Diabetes und Adipositas. Wenn diese Begleitrisikofaktoren berücksichtigt werden, entfällt nach dieser Studie eine Sonderstellung der Hypertriglyzeridämie als prädiktiver Risikofaktor für die ischämische Herzerkrankung.
»Es gibt viele Bevölkerungen in der Welt, die bei gleichzeitig niedriger Infarkt-Mortalität erheblich höhere Triglyzeridspiegel haben, als Bevölkerungen in Ländern mit hoher Infarktmortalität. Dennoch ist die Messung der Nüchtern-Triglyzeridwerte wichtig für die Abschätzung des Risikos in der Friedewald-Formel. Darüber hinaus könnten die triglyzeridreichen VLDL-Spiegel als Vorläufer der LDL-Spiegel unter Umständen wichtig im atherosklerotischen Prozeß sein.«

Unterschiedliche Mitteilungen aus Schweden
Im Gegensatz zu diesen Ergebnissen kommen Carlson et al. (1979) aufgrund der 14jährigen Stockholm-Studie zu der Feststellung, daß der Triglyzeridspiegel einen unabhängigen Risikofaktor darstellt und sogar von größerer Bedeutung als der Cholesterinspiegel ist. Daneben ergaben sich folgende weitere unabhängige Risikofaktoren (in der Reihenfolge ihrer Bedeutung als Prädiktoren): Alter, systolischer Blutdruck, Rauchen, Blutsenkungsgeschwindigkeit und Hämoglobin-Wert.
Im Hinblick auf Diskrepanzen mit einer anderen schwedischen Untersuchung, der Göteborg-Studie (Wilhelmsen et al., 1973), in der der Triglyzeridspiegel nicht als unabhängiger Risikofaktor gefunden wurde, kommen Carlson et al. zu folgender Erklärung: »Die Triglyzeridwerte sind in Stockholm um 25% höher als in Göteborg, während die Cholesterinspiegel in beiden Städten gleich waren. Da die Triglyzerid-Bestimmungen in beiden Städten nach der Carlson-Methode durchgeführt wurden, bedeutet der Unterschied eine signifikante Verschiedenheit der Bevölkerungen dieser beiden schwedischen Städte« (»...this difference indicates a significant difference in populations between the two Swedish cities«). Carlson et al. ziehen die Cooperative Lipoprotein Phenotyping Study als Kronzeugen für Bevölkerungsunterschiede von Triglyzeridspiegeln heran – ohne allerdings näher darauf einzugehen. Es muß dagegen eingewendet werden, daß es sich bei der Kooperativstudie (Abb. 1) um drei unterschiedliche Rassegruppen handelt; Neger in Evans County mit den absolut niedrigsten Triglyzerid- und Japaner in Honolulu mit den relativ höchsten Triglyzeridspiegeln, während Weiße in San Francisco, Albany und Framingham Mittelwerte zwischen den beiden Extremen aufwiesen.

Vergleichsuntersuchung zwischen Edinburgh und Stockholm

In der Edinburgh-Stockholm-Studie (Logan et al., 1978) wurde die KHK-Mortalität von 107 Männern in Edinburgh mit der von 82 Männern in Stockholm verglichen. Die Untersuchung umfaßte bei Beginn der Studie, die in Stockholm von der Gruppe Carlson ausgeführt wurde, Körpergröße und -gewicht, Blutdruck, EKG, Lipide, Lipoproteine, Glukosetoleranz und Nahrungsaufnahme sowie Rauchgewohnheiten. Die Männer in Edinburgh hatten signifikant höhere Serumtriglyzeridspiegel, höhere Blutdruckwerte, eine erhöhte Insulinproduktion sowie einen höheren Zigarettenkonsum als in Stockholm. Der Serumcholesterinspiegel sowie das Körpergewicht waren in beiden Städten vergleichbar.

Die Koronarsterblichkeit war in Edinburgh dreimal höher als in Stockholm. Als Erklärung hierfür wurde die Kombination von Hypertriglyzeridämie, Hypertonie, erhöhter Insulinproduktion und stärkeren Rauchgewohnheiten in Edinburgh im Vergleich zu Stockholm herangezogen.

Resultat einer medikamentösen Therapiestudie bei unterschiedlichen Triglyzerid-Ausgangswerten

Die Cholestyramin-Interventionsstudie (Dorr et al., 1978), wurde an 2278 hypercholesterinämischen Männern und Frauen über drei Jahre durchgeführt. Die aktive Medikamentengruppe zeigte bei Männern eine signifikante Senkung der Cholesterinspiegel und der Sterblichkeit an ischämischen Herzerkrankungen sowie der Gesamtsterblichkeit gegenüber der Placebogruppe. Dies galt auch für Männer, die bereits Manifestationen der ischämischen Herzerkrankung aufwiesen.

Bei Unterteilung der Männer in eine Gruppe mit Cholesterin-Ausgangswerten ≥ 300 mg/dl und eine zweite Gruppe, deren Aus-

Tab. 1: Serum-Lipide bei Beginn der Studie – Sterblichkeit an ischämischer Herzerkrankung (Dorr et al., 1978).

Serumlipide (mg/dl)	Placebogruppe			Cholestyramingruppe		
	(n)	Koronartodesfälle (n)	Mortalitäts-Rate (%)	(n)	Koronartodesfälle (n)	Mortalitäts-Rate (%)
Cholesterin						
250–299	316	8	2,5	292	3	1,0
≥ 300	230	14	6,0	256	6	2,4
Triglyzeride						
< 150	221	12	5,5	219	9	4,2
≥ 150	325	10	3,1	329	0	0

gangs-Cholesterinwerte < 300 mg/dl lagen, fand sich in der Gruppe mit den schweren Hypercholesterinämien eine höhere Koronarmortalität als in der letzteren Gruppe. Im Gegensatz dazu wurden *niedrigere Mortalitätsraten* bei Männern beobachtet, deren Triglyzeridspiegel zu Beginn des Experiments ≧ 150 mg/dl lagen im Vergleich zu Männern, deren Triglyzeridwerte < 150 mg/dl lagen (s. Tab. 1).

Untersuchung in Finnland

Pelkonen et al. untersuchten bei 1648 Männern in Finnland über sieben Jahre lang die Konstellation der verschiedenen Risikofaktoren. Die Ergebnisse der Multivariantenanalyse zeigen, daß Triglyzeride, Cholesterin und Rauchen als unabhängige Risikofaktoren anzusehen sind. Für die Triglyzeride gilt dies, wenn ein Schwellenwert von 150 mg/dl überschritten ist. Im Gegensatz dazu gibt es bei den anderen Risikofaktoren keinen solchen Schwellenwert (Abb. 2).

Hulley et al. (1980) glauben, daß die erwähnten Studien von Carlson und Pelkonen nur deshalb andere Ergebnisse als die der

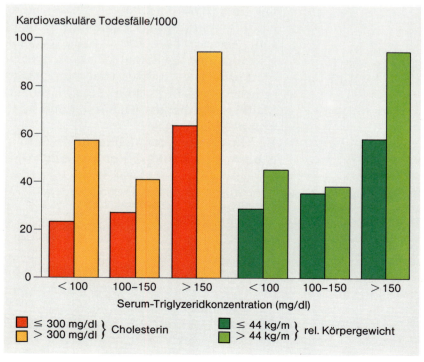

Abb. 2: Kardiovaskuläre Mortalität in Relation zur Serum-Triglyzeridkonzentration und anderen Variablen (nach Pelkonen et al., Brit. Med. J. II: 1185–1187, 1977).

übrigen Untersucher zeigen, »weil sie HDL-Cholesterin in der Multivariantenanalyse nicht berücksichtigt haben, oder weil echte Bevölkerungsunterschiede existieren oder technische Probleme bestehen«.

Angiographische Vergleichsuntersuchung

Scott et al. (1978) untersuchten 371 Männer mit Thorax-Schmerzen, die in zwei Gruppen unterteilt waren: In der einen Gruppe wurde angiographisch eine zumindest 25%ige Stenose der Koronargefäße diagnostiziert, während die andere Gruppe normale angiographische Befunde aufwies. Der Vergleich dieser beiden Gruppen ergab, daß bei gleichen Cholesterinwerten das KHK-Risiko mit steigendem Triglyzeridwert ansteigt. Dieser Effekt ist insbesondere bei höheren Cholesterinwerten stark ausgeprägt.

Tab. 2: Übersicht über die Ergebnisse der Prospektiv-Studien der letzten 15 Jahre (Heyden, 1981).

Prospektiv-Studien	Autor	Jahr	Aussagefähigkeit für ischämische Herzerkrankung
Albany, N.Y. (Weiße ♂)	Brown	1965	Triglyceride (TG) von geringerer Aussagekraft als Cholesterin
Framingham (Weiße ♂ und ♀)	Kannel	1971	Prä-β-Lipoprotein bei Weißen ♀ > 50 J. von Wert
Göteborg (Weiße ♂)	Wilhelmsen	1973	TG als Prädiktor wertlos
Honolulu (japanische ♂)	Rhoads	1976	TG ohne Bedeutung
San Francisco (Weiße ♂)	Rosenman	1976	TG ohne Beziehung zur ischämischen Herzerkrankung
Finnen (♂)	Pelkonen	1977	TG Risikofaktor ab 150 mg/dl
Houston (Weiße ♂)	Scott	1978	TG Risikofaktor
Stockholm (♂)	Carlson	1979	TG unabhängiger Risikofaktor
Evans County (Weiße ♂ und ♀) (Schwarze ♂ und ♀)	Heyden	1980	TG aussagekräftig nur für Weiße ♀ > 50 J.

Diuretika und Hypertriglyzeridämie

Ein weiterer nicht zu unterschätzender Faktor in der Entwicklung zur Hypertriglyzeridämie ist die Langzeitverabreichung von Diuretika. Bei gleichzeitiger Einnahme von Diuretika und Gewichtszunahme wird der hypertriglyzeridämische Effekt verstärkt, wie aus der Tabelle des MRFIT-Programms (Tab. 3) zu ersehen ist.

Tab. 3: Triglyzerid-Spiegel-Veränderungen während zwei Jahren bei Hypertonikern (Kuller et al., 1980).

Gewicht (Pfd.*)		Triglyzeride (mg/dl)	
		Diuretika	keine Diuretika
10 +	Zunahme	+ 62	+ 37
5–9,9		+ 48	– 7
0–4,9		+ 34	+ 0,3
0,1–5	Abnahme	+ 19	– 6
5,1–10		+ 10	– 36
10,1 +		– 26	– 60
Gesamt		+ 16,8	– 17,2

* Engl. Pfund (entspricht 453,6 g)

Bei Gewichtsabnahme ist der hypertriglyzeridämische Effekt wesentlich schwächer und fehlt bei erheblicher Gewichtsreduktion von > 10 Pfd.* ganz.

Derzeitiger Stand der Triglyzeridforschung: Uneinheitlich

In den USA wurde die Diskussion um den Wert der Triglyzerid-Untersuchung und der Behandlung von Hypertriglyzeridämien 1980 von Hulley et al. neu eröffnet und durch ein Begleit-Editorial im New England Journal of Medicine in ungewöhnlicher Schärfe negativ beurteilt.

(Hulley, S. B., Rosenman, R. H., Bawol, R. D., and Brand, R. J.: Epidemiology as a guide to clinical decisions: The association between triglyceride and coronary heart disease. N. Engl. J. Med. 302: 1383–1389, 1980; *und:* Bailar, J. C., III.: Cause and effect in epidemiology. What do we know about hypertriglyceridemia? N. Engl. J. Med. 302: 1417–1418, 1980, sowie Letters to the Editor vom 30. Oktober 1980 in der gleichen Zeitschrift).

Zusammenfassung

Insgesamt ergeben die bisher vorliegenden Befunde ein sehr uneinheitliches Bild. Die Frage, ob Triglyzeride als unabhängiger Risikofaktor für die Entwicklung einer koronaren Herzkrankheit anzusehen sind, kann derzeit nicht schlüssig beantwortet werden; es ist jedoch möglich, daß erhöhte Triglyzeride bereits vorhandene Risikofaktoren verstärken können.
Eine Erklärung für diese Diskrepanz könnte in der unterschied-

* Ein engl. Pfund entspricht 453,6 g.

lichen Ätiologie der Hypertriglyzeridämien liegen: Sekundäre Hypertriglyzeridämien, durch Adipositas, Alkoholabusus, schlecht eingestellten Diabetes mellitus oder Kontrazeptiva und Diuretika sind natürlich nicht als gleichwertiger Risikofaktor wie etwa Hypertonie, Rauchen oder Hypercholesterinämie aufzufassen, da diese sekundären Hypertriglyzeridämien – im Gegensatz zu den drei Kardinal-Risikofaktoren – nach Ausschalten der Ursache sehr schnell reversibel sind.

Im übrigen stimmen wir mit Gries überein, der eine triglyzeridsenkende medikamentöse Therapie für erforderlich hält, »wenn bei einem krisenhaften Anstieg der Triglyzeridkonzentration die Symptomatik eines akuten Abdomens vorliegt, die Vermehrung der Triglyzeride bei Diabetikern zur Insulinresistenz führt, die Arbeitsfähigkeit bei eruptiver Xanthomatose durch palmare oder plantare Xanthome eingeschränkt ist oder eine gesteigerte Blutviskosität die Mikrozirkulation beeinträchtigt«.

Literatur

1. *Bailar, J. C., III.:* Cause and effect in epidemiology. What do we know about hypertriglyceridemia? N. Engl. J. Med. 302: 1417–1418, 1980.
2. *Brown, D. F., Kinch, S. H.,* and *Doyle, J. T.:* Serum triglycerides in health and ischemic heart disease. N. Engl. J. Med. 273: 947, 1965.
3. *Carlson, L. A., Böttiger, L. E.,* and *Ahfeldt, P. E.:* Risk factors for myocardial infarction in the Stockholm Prospective Study. Acta Med. Scand. 206: 351–360, 1979.
4. *Castelli, W. P., Cooper, G. R., Doyle, J. T., Garcia-Palmieri, M., Gordon, T., Hames, C., Hulley, S. B., Kagan, A.,* and *Kuchmak, M.:* Distribution of triglyceride and total, LDL and HDL cholesterol in several populations: A cooperative lipoprotein phenotyping study. J. Chron. Dis. 30: 147–169, 1977.
5. *Dorr, A. E., Gundersen, K., Schneider, J. C., Jr. Spencer, T. W.,* and *Martin, W. B.:* Colestipol hydrochloride in hypercholesterolemic patients – effect on serum cholesterol and mortality. J. Chron. Dis. 31: 5–14, 1978.
6. *Gries, F. A.:* Wann Triglyzeride medikamentös senken? Praxis-Kurier 23: 24, 1980; Münch. med. Wschr. 122, 13: 471, 1980.
7. *Heyden, S., Heiss, G., Bartel, A.,* and *Hames, C. G.:* Fasting triglycerides as predictors of total and CHD mortality in Evans County, Georgia. J. Chron. Dis. 33: 275–284, 1980.
8. *Hulley, S. B., Rosenman, R. H., Bawol, R. D.,* and *Brand, R. J.:* Epidemiology as a guide to clinical decisions: The association between triglyceride and coronary heart disease. N. Engl. J. Med. 302: 1383–1389, 1980.
9. *Kannel, W. B., Castelli, W. P., Gordon, T.,* and *McNamara, P. M.:* Serum cholesterol, lipoproteins and the risk of coronary heart disease. Ann. Int. Med. 74: 1, 1971.
10. *Kannel, W. B.:* Influence of blood lipids on risk in hypertension, in: Hypertension Update (J. C. Hunt et al., ed.). Dialogues in Hypertension. Heart Learning Systems Inc., Bloomfield, N. J., 1980.

11. *Kuller, L., Neaton, J., Caggiula, A.,* and *Falvo-Gerard, L.:* Primary Prevention of Heart Attacks: The Multiple Risk Factor Intervention Trial. Amer. J. Epidem. 112: 185–199, 1980.
12. *Logan, R. L., Riemersma, R. A., Oliver, M. F., Olsson, A. G., Rossner, S., Walldius, G., Kaijser, L., Carlson, L. A., Locherbie, L.,* and *Lutz, W.:* The Edinburgh-Stockholm-Study of Coronary Heart Disease Risk Factors: A Summary in Drugs, Lipid Metabolism, and Atherosclerosis. Kritchevsky, D., Paoletti, R., Holmes, W. L., editors; Plenum Press, New York and London, S. 287–294, 1978.
13. *Rhoads, G. G., Gulbrandsen, C. L.,* and *Kagan, A.:* Serum lipoproteins and coronary heart disease in a population study of Hawaii Japanese men. N. Engl. J. Med. 294: 293, 1976.
14. *Rosenman, R. H., Brand, R. J., Sholtz, R. I.,* and *Friedman, M.:* Multivariate prediction of coronary heart disease during 8.5 year follow-up in the Western Collaborative Group Study. Amer. J. Card. 37: 903, 1976.
15. *Scott, D. W., Gotto, A. M., Cole, J. S.,* and *Gorry, G. A.:* Plasma Lipids as Collateral Risk Factors in Coronary Artery Disease – A Study of 371 Males with Chest Pain. J. Chron. Dis. 34: 337–345, 1978.
16. *Wilhelmsen, L., Wedel, H.,* and *Tibblin, G.:* Multivariate analysis of risk factors for coronary heart disease. Circulation 48: 950, 1973.

Diabetes mellitus

Seit über drei Jahrzehnten spricht man von der »Übersterblichkeit« der Diabetiker, d. h. einem Exzeßmortalitätsrisiko. Eine wichtige Teilerklärung für diese Beobachtung findet sich in der *häufigen Kombination mit anderen Risikofaktoren.*

Diabetes und Hypertonie

Interessanterweise ist der Prozentsatz von Diabetikern in der HDFP-Studie mit 772 Männern und Frauen von insgesamt 10 932 Hypertonikern, d. h. mit 7% bei Beginn der HDFP-Studie deutlich höher als in der Allgemeinbevölkerung. Die Tabelle aus dem HDFP-Experiment – hier nur die Intensivtherapiegruppe – zeigt die erheblich höhere Sterblichkeit von Patienten mit Hypertonie und gleichzeitigem Diabetes mellitus.

Tab. 1: Die Kombination von zwei Risikofaktoren (Diabetes und Hypertonie) nach Schweregrad der Hypertonie. Einfluß auf die Sterblichkeit (alle Todesursachen nicht altersberichtigt) bei fünfjähriger Beobachtung (HDFP-Studie, 1981).

RR mmHg diast.	Intensiv-Therapie (n)	Gesamtsterblichkeit (%)
Nichtdiabetiker		
90–104	3641	5,7
105–114	970	6,2
115+	507	8,5
Gesamte Gruppe	5118	6,0
Diabetiker		
90–104	262	9,6
105–114	77	13,1
115+	25	(20,0)
Gesamte Gruppe	364	11,0

Die Todesfälle (alle Ursachen zusammen) sind in jeder diastolischen Blutdruck-Untergruppe bei Diabetikern um das Doppelte höher im Vergleich zu Nicht-Diabetikern. Die Hypertonie-Intensivtherapie resultierte bei Nicht-Diabetikern in der geringsten Todesrate, jedoch mit deutlich ansteigender Tendenz von den niedrigsten bis zu den höchsten diastolischen Blutdruck-Untergruppen von 5,7% auf 8,5%.
Diabetiker mit einem diastolischen Blutdruck von 90–104 mmHg und von 105–114 mmHg sind in dieser Tabelle zahlenmäßig adäquat vertreten, um Vergleiche mit Nichtdiabetikern zu erlauben;

aber in der Untergruppe mit den höchsten diastolischen Blutdruckwerten von 115 mmHg und darüber befinden sich nur 25 Diabetiker, wodurch ein Vergleich mit Nichtdiabetikern unzuverlässig wird.

Die vorgelegten Daten erlauben den Schluß, daß die Kombination von Hypertonie und Diabetes häufiger als erwartet existiert und der besonders strikten Behandlung bedarf.

Welche *Konsequenzen* hinsichtlich der Langzeit-Nebenwirkungen lassen sich für die antihypertensive Behandlung mit Diuretika ableiten?

Blutzucker unter Langzeit-Diuretika-Therapie

Wir haben die Serumglukosewerte von 3000 männlichen Hypertonikern aller HDFP-Zentren vom Ausgangswert über zwei Jahre verfolgt und mit den Gewichtsveränderungen korreliert (Abb. 1). In diesen ersten zwei Jahren standen die meisten Hypertoniepatienten noch unter Diuretika-Behandlung, die erst in den nachfolgenden Jahren z. T. durch andere Medikamente der Stufentherapie ergänzt oder ersetzt wurde. In der grafischen Darstellung sind diese

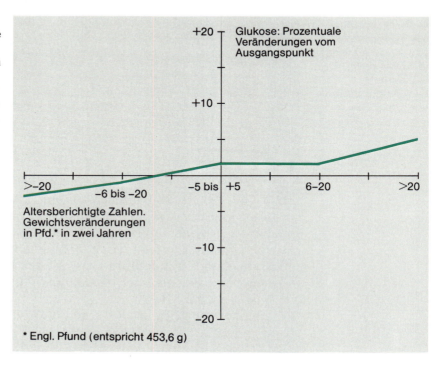

Abb. 1: Veränderungen der Serum-Glukosewerte unter diuretischer Therapie von 3000 Männern (Durchschnittsalter 50 Jahre bei Beginn der Studie, Intensivtherapie-Gruppe) (HDFP, 1981).

3000 Männer in fünf Gewichtsklassen (in engl. Pfund) eingeteilt, solche mit mehr als 20 Pfd. Gewichtsabnahme (ganz links), mit 6 bis 20 Pfd. Gewichtsreduktion, mit Gewichtsstabilität (± 5 Pfd.), mit Gewichtszunahme von 6 bis 20 Pfd. und mit Anstiegen über 20 Pfd. (ganz rechts). Alle Patienten der Intensivtherapiegruppe erhielten als Basisbehandlung Diuretika. Die Nüchternblutzuckerwerte spiegeln genau die Gewichtsveränderungen wider, d. h. mit leichter Senkung der Serumglukose vom Ausgangswert bei Gewichtsabnahme und mit Anstieg der Serumglukose um 5% vom Ausgangswert bei Hypertonikern, die erheblich an Gewicht zunahmen. Patienten, die unter der gleichen diuretischen Behandlung gewichtsstabil blieben, hatten nur einen minimalen Anstieg der Serumglukose zu verzeichnen.
Glukoseveränderungen unter diuretischer Hochdruckbehandlung sind also weitgehend von Gewichtsveränderungen abhängig.

Zigarettenrauchen und Diabetikerinnen
Bekanntlich hatte das University Group Diabetes Program (UGDP) eine erhöhte Koronarmortalität bei Diabetikern unter Tolbutamidbehandlung gezeigt. Dabei waren allerdings zwei ganz wesentliche Faktoren nicht berücksichtigt worden:
1. Die Rauchgewohnheiten von Patienten waren nicht erfragt worden. Kürzlich wurde von Poffenbarger und Scott ein Fall einer Diabetikerin beschrieben, die unter gleichzeitiger Gabe von Tolbutamid und Nikotininhalation signifikante kardiale Arrhythmien entwickelte, die sistierten, wenn die Patientin nicht rauchte, aber weiter ihr Medikament einnahm.
2. Die Mehrzahl der Diabetiker in der UGDP-Studie, nämlich 70%, waren Frauen. Es ist retrospektiv unerfindlich, warum die Initiatoren dieser Studie nur 30% männliche Diabetiker aufgenommen haben – aber es erscheint dringend notwendig, darauf hinzuweisen, daß die Diabetikerin aus noch nicht völlig geklärten Gründen eher zum Koronartod prädestiniert ist als der diabetische Mann. Die entsprechende Beobachtung aus der Framingham-Studie wurde in der Evans County Studie (Heyden et al., 1980) bestätigt. Somit bedürfen die Ergebnisse der UGDP-Studie dringend der Qualifizierung durch diese zwei Gesichtspunkte.

Optimale Diabetes-Einstellung
Die Bedeutung einer frühzeitig einsetzenden, optimalen Diabetes-Einstellung konnte anhand klinischer Erfahrungen erneut belegt werden:

In einer prospektiven Langzeitstudie wurden in den USA während 20 Jahren Daten und Befunde von über 10 000 Diabetikern, die eine Versicherung mit der Equitable Life Insurance Gesellschaft der Vereinigten Staaten abschließen wollten, gesammelt und ausgewertet. Zur Feststellung der Mortalitätsraten wurden sowohl die Versicherten als auch die abgelehnten Patienten ausgewertet, so daß dieses Kollektiv als repräsentativer Querschnitt der Diabetiker in den USA gelten kann. Goodkin glaubt, aufgrund der Ergebnisse folgende Schlüsse ziehen zu können:

Das Alter zum Zeitpunkt der Diabetesmanifestation stellt den wichtigsten Risikofaktor dar. Die höchsten Mortalitätsraten weisen Diabetiker auf, die bei Krankheitsbeginn unter 15 Jahre alt waren. Eine Hypertonie erhöht das Mortalitätsrisiko bei Diabetikern im Vergleich zu Nichtdiabetikern mit einer Hypertonie gleichen Schweregrades. Dies wirkt sich ganz besonders bei Diabetikern unter 40 Jahren aus.
Schlecht eingestellte Diabetiker weisen gegenüber gut geführten Patienten eine etwa 2½ mal höhere Mortalitätsrate auf.
Diätetisch oder mit Diät und oralen Antidiabetika behandelte Diabetiker zeigen geringere Mortalitätsraten als insulinpflichtige Patienten.

Es ist klar, daß bei Langzeitstudien, die über 20 Jahre und länger durchgeführt werden, u. U. auch andere Resultate beobachtet werden, aus dem einfachen Grunde, weil insulinbehandelte Diabetiker ihre Krankheit im frühen Lebensalter entwickelten und schwerere Grade der Krankheit hatten als Patienten, deren Diabetes erst im fortgeschrittenen Alter diagnostiziert wurde.

In einer Studie an 307 juvenilen Diabetikern (Steno Memorial Hospital, Kopenhagen) erwiesen sich u. a. *folgende Faktoren* – sowohl im Hinblick auf die Überlebenszeit als auch auf die Entwicklung und den Schweregrad diabetischer Spätkomplikationen – *als günstig:*

Integrierter Mitteldruck von weniger als 100 mmHg (= diastolischer Blutdruck + ⅓ der Amplitude zwischen systolischem und diastolischem Blutdruck).
Häufiger und regelmäßiger Besuch einer Diabetes-Spezialklinik.
Qualitativ gute Stoffwechselkontrolle.
Niedrige Insulindosis/kg Körpergewicht.
Körpergewicht 10% unter dem Normalgewicht.

Während es sich bei den beiden zuletzt genannten Studien um manifeste Diabetiker handelte, wird in der nachfolgend beschriebenen Kooperativstudie die Bedeutung der gestörten Glukosetoleranz als Risikofaktor für die koronare Herzerkrankung untersucht.

Hyperglykämie und Koronarkrankheit
Das Problem, welche Rolle der gestörten Glukose-Toleranz (asymptomatische Hyperglykämie, »chemischer Diabetes«) im Rahmen der Risikofaktoren der ischämischen Herzkrankheit zukommt, ist wohl in der »International Collaborative Group« 1979 einer Lösung näher gebracht worden. Zwei Fragen wurden den individuellen Zentren vorgelegt:
1. Entwickeln asymptomatische Personen mit Hyperglykämie, die bei der Eintrittsuntersuchung normale EKGs aufwiesen, im Laufe der folgenden Jahre vermehrt ischämische EKG-Befunde?
2. Haben symptomfreie Hyperglykämiker bei den Nachuntersuchungen Jahre später eine höhere kardiovaskuläre Mortalität als Personen mit normaler Glukose-Toleranz?

Insgesamt beteiligten sich 15 Zentren: Australien (Busselton Bevölkerungsstudie); Dänemark (Glostrup Bevölkerungsstudie) mit zwei Altersgruppen, 40jährige und 50jährige Männer; England (Whitehall Study); Finnland a) Sozialversicherungs-Institut, K.H.E.-Studie, b) Helsinki, Polizisten-Studie; Frankreich (Pariser Prospektivstudie); Irland (Mediscan Screening Program, Irish Heart Foundation); Italien (Olivetti-Studie in Neapel); Japan (nationale Eisenbahnarbeiter, Zentrales Gesundheitsinstitut); Schottland (Renfrew Community Study); Schweiz (Basler Studie); USA (Chicago Peoples Gas Company Study, Chicago Western Electric Company Study, Chicago Heart Association Detection Project in Industry).

Leider wurden bei diesen 15 Studien nur Männer berücksichtigt. Klinisch manifeste Diabetiker wurden ebenso wie Hypertoniker (wegen der vermuteten hyperglykämischen Wirkung der Diuretika) ausgeschlossen. Das Alter war auf 40- bis 59jährige Männer beschränkt. Die Schlußfolgerung lautet:
»Die Resultate der verschiedenen Studien zusammengenommen zeigen keine übereinstimmende strenge Assoziation zwischen asymptomatischer Hyperglykämie und koronarer Herzerkrankung. Die Studien liefern ferner keinen Hinweis auf die Existenz eines Schwellenwertes zwischen asymptomatischer Hyperglykämie und koronarer Herzerkrankung. Sobald Multivarianten-Analysen angewandt wurden (d. h. unter gleichzeitiger Berücksichtigung des Cholesterinspiegels, des Blutdrucks und der Rauchgewohnheiten), verschwindet die Bedeutung der Hyperglykämie per se. Die negativen Ergebnisse in den meisten Untersuchungen werfen jedoch

neue Fragen auf. Zum gegenwärtigen Zeitpunkt kann eine gestörte Glukosetoleranz nicht als Risikofaktor für die koronare Herzerkrankung und die hauptsächlichen kardiovaskulären Herzerkrankungen des Erwachsenenalters angesprochen werden.«

Die Initiatoren dieser internationalen Studie weisen darauf hin, daß der Diabetes in Ländern mit einer weniger »atherogenen« Ernährung als in den westlichen Industrienationen nicht mit schweren Atherosklerose-Manifestationen einhergeht.

Diabetes kann im Tierexperiment erzeugt werden, der aber gewöhnlich nicht mit der Intensivierung der Atherosklerose verbunden ist. Diese Überlegungen führten zur Prüfung der Frage, ob eine asymptomatische Glukose-Intoleranz in bezug auf die Entwicklung von atherosklerotischen Komplikationen dem klinisch-manifesten Diabetes gleichzusetzen sei. In den einzelnen Studien war in der Multivarianten-Analyse das Neuauftreten von ischämischen EKG-Befunden mit der Hyperglykämie nicht signifikant assoziiert. Selbst die längsten Beobachtungszeiträume – bis zu 15 Jahren – lieferten keine Hinweise auf ein erhöhtes Mortalitätsrisiko bei Patienten mit gestörter Glukosetoleranz und ergaben insbesondere keine Erhöhung der Sterblichkeit an kardiovaskulären Krankheiten. In univarianten Analysen wurden zwar ischämische EKG-Befunde mit einer gestörten Glukosetoleranz assoziiert gefunden; wurden jedoch Cholesterin, Blutdruck und Rauchen mitberücksichtigt, dann ging die statistische Signifikanz für die Bedeutung ischämischer EKG-Befunde auf Grund einer gestörten Glukosetoleranz verloren.

Die Basler Studie hat darüber hinaus auf den unerwarteten Befund verwiesen, daß »Claudicatio intermittens mit der gestörten Glukosetoleranz negativ assoziiert war – im Gegensatz zu einer früheren Mitteilung aus einer Querschnittsuntersuchung«. Diese Querschnittsstudie hatte über eine positive Assoziation zwischen Hyperglykämie und peripherer Atherosklerose der Beinarterien berichtet, die in der nun vorliegenden Inzidenzstudie nicht bestätigt werden konnte. Es sei aber nochmals darauf hingewiesen, daß in der Inzidenzstudie *alle manifesten Diabetiker ausgeschlossen waren*. Werden Diabetiker mit Nichtdiabetikern in bezug auf die Häufigkeit peripherer Atherosklerosen verglichen, besteht an direkt *kausalen Zusammenhängen kein Zweifel.*

Diese negativen Ergebnisse der jüngsten internationalen Langzeitstudien in bezug auf die Bedeutung einer isolierten Glukosetoleranzstörung sind eine Bestätigung für das komplexe Risikofaktoren-Konzept: In allen Studien blieben neben der gestörten Glukosetoleranz entweder das Rauchen, die Hypertonie oder Hypercholesterinämie als signifikante Einflußfaktoren auf ischämische EKG-Befunde oder auf die kardiovaskuläre Mortalität bestehen.

Diabetes und Fettstoffwechsel
Die Aussagefähigkeit der erhöhten Insulinspiegel (als Prädikator für ischämische Herzerkrankung) ist nach dem oben zitierten Bericht noch nicht gesichert. Die Bedeutung der Hypertriglyzeridämie als Begleiterscheinung des Diabetes, besonders für die Qualität der medikamentösen oder diätetischen Einstellung des Diabetes wird von niemandem bezweifelt. Problematisch bleibt jedoch die Bedeutung der Hypertriglyzeridämie als unabhängiger Risikofaktor für die ischämische Herzerkrankung. Da sich gewöhnlich die Triglyzeride umgekehrt proportional zu der Höhe des HDL-Cholesterins verhalten, ist letzteres von größerer Aussagekraft. Bisherige vorläufige Untersuchungen ergaben besonders niedrige HDL_2-Werte bei Frauen mit Diabetes, während männliche Diabetiker keine Unterschiede in den HDL_2-Werten im Vergleich zu Nichtdiabetikern aufwiesen (persönl. Mitteilung, Dr. Howard Eder, New York, Februar 1980). Diese metabolischen Unterschiede zwischen Männern und Frauen mit Diabetes sind besonders interessant im Hinblick auf die sowohl in Framingham wie in Evans County (Heyden et al., 1980) gefundenen Unterschiede in der *Koronarmortalität:* Beim Vergleich von männlichen Zuckerkranken mit gleichaltrigen Nichtdiabetikern war kaum ein Unterschied festzustellen. Beim Vergleich von diabetischen Frauen mit gleichaltrigen Nichtdiabetikerinnen lag die Koronarmortalität der diabetischen Frauen um das Doppelte höher – die zuckerkranke Frau verliert die »kardiale Protektion«, die bei der Nichtdiabetikerin bis zur Menopause vorhanden ist. Aus diesem Grunde ist es besonders bedauerlich, daß in der soeben besprochenen internationalen Kooperativstudie in 15 Zentren die Rolle der gestörten Glukosetoleranz nicht auch bei Frauen untersucht wurde – vielleicht wären die Langzeitergebnisse anders ausgefallen als bei Männern?

Drastische Reduktion des Zuckerkonsums in den USA
Daß Änderungen in den Verzehrgewohnheiten in den USA sich nicht nur auf Qualität und Quantum der Nahrungsfette beschränken, sondern auch Zucker und Süßwaren betreffen, geht aus einer Veröffentlichung der Handelsabteilung der Nationalen Süßwaren-Industriegesellschaft hervor, die in Business Week vom 14. 8. 1978 unter dem bezeichnenden Titel »Wie die Amerikaner ihren

Abb. 2: Rückgang des Zuckerverbrauchs in den USA (Business Week 14, Aug. 1978)*.

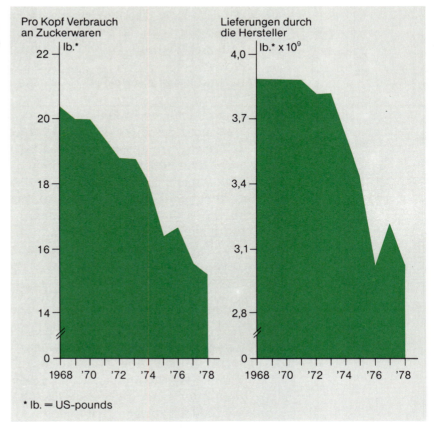

* lb. = US-pounds

süßen Zahn verlieren« abgedruckt wurde. Abb. 2 zeigt (links) die Abnahme des Pro-Kopf-Verbrauchs an Zuckerwaren und (rechts) den Rückgang der Lieferungen durch die Hersteller von 1968–1978. In diesem Jahrzehnt gingen auch die altersberichtigten Todesraten an Diabetes mellitus bei Männern und Frauen, Schwarzen und Weißen erheblich zurück, woraus allerdings kein Ursache-Wirkungsmechanismus zwischen Rückgang des Zuckerkonsums und einem Rückgang der Diabetes-Sterblichkeit abgeleitet werden kann. Es ist damit aber ein weiterer Beweis erbracht für die erheblichen Ernährungsänderungen in den USA.

Zusammenfassung
Für die Prognose des manifesten Diabetes mellitus und zur Verhütung von koronaren Herzerkrankungen ist es erforderlich, neben der Ausschaltung weiterer Risikofaktoren eine frühzeitige und dauerhaft gute Diabeteseinstellung zu erreichen.

* s. dazu auch Tab. 1, S. 13.

Zur Therapie des
Erwachsenen-Diabetes

Semi-Euglucon®
Euglucon® 5

Ein umfassendes Programm:

1. Informationen für Sie. Vermittlung der neuesten Erkenntnisse zum Thema Diabetes durch unsere Mitarbeiter im Außendienst, durch den „diabetes report", durch regionale Fachveranstaltungen und wissenschaftliche Literatur.

2. Hilfen zur Führung Ihrer Patienten. Tonbildschau mit programmierter Beratung. Diabetiker-Ausweise, Ratgeber für den Zuckerkranken, Tages-Diätpläne in mehreren Sprachen, Diät-Berechnungstabellen und Kostpläne für Diabetiker.

3. Semi-Euglucon/Euglucon 5. Ein Wirkstoff sowohl für die Ersteinstellung des Diabetikers – wenn Diätbehandlung allein nicht ausreicht – als auch für die Dauertherapie mit niedrigen und höheren Dosen – bis in den Grenzbereich der oralen Therapie. Mit Euglucon 5 und Semi-Euglucon können Sie den Stoffwechsel des Erwachsenen-Diabetikers im nahezu physiologischen Bereich einstellen. Eine frühe und gute Stoffwechseleinstellung von Anfang an verhindert oder verzögert diabetische Spätschäden.

Kurzinformation zu Semi-Euglucon® und Euglucon® 5

Zusammensetzung: 1 Tablette Semi-Euglucon enthält 2,5 mg Glibenclamid. 1 Tablette Euglucon 5 enthält 5 mg Glibenclamid.

Indikation: Erwachsenendiabetes, wenn eine Diätbehandlung allein nicht ausreicht.

Kontraindikationen: Insulinpflichtiger Diabetes, schwere azidotische Stoffwechseldekompensation, insbesondere Präkoma und Koma diabeticum, deutlich eingeschränkte Nierenfunktion, Überempfindlichkeit gegen Glibenclamid, Schwangerschaft.

Nebenwirkungen: Nur ausnahmsweise Unverträglichkeitserscheinungen von seiten des Magen-Darm-Trakts. Vereinzelt Überempfindlichkeitserscheinungen der Haut. Sehr selten passagere Veränderungen des hämatopoetischen Systems.

Hinweise: Hypoglykämische Reaktionen können begünstigt werden durch Überdosierung, Diätfehler (Nahrungskarenz), Alkohol, starke körperliche Belastung, ausgeprägte Nierenfunktionsstörungen, schwere Lebererkrankungen, Nebennierenrindeninsuffizienz. Bei gleichzeitiger Gabe von Sulfonylharnstoffen mit anderen Medikamenten kann es sowohl zu unerwünschten Blutzuckersenkungen als auch -erhöhungen kommen (siehe wiss. Prospekt Euglucon 5/Semi-Euglucon, z.Zt. gültige Auflage: Juli 1979). Bis zur optimalen Einstellung bzw. bei Präparatewechsel oder bei unregelmäßiger Anwendung kann das Reaktionsvermögen soweit verändert werden, daß z.B. die Fähigkeit zur aktiven Teilnahme am Straßenverkehr oder zum Bedienen von Maschinen beeinträchtigt wird. Patienten mit deutlichen Zeichen einer Zerebralsklerose und nicht kooperative Patienten sind generell stärker hypoglykämiegefährdet.

Handelsformen und Preise: Semi-Euglucon: OP mit 30 Tabl. DM 14,05; OP mit 60 Tabl. DM 25,80; AP mit 500 Tabl. Euglucon 5: OP mit 30 Tabl. DM 23,90; OP mit 120 Tabl. DM 74,65; AP mit 500 Tabl.

Hoechst AG, 6230 Frankfurt (M) 80
Boehringer Mannheim GmbH
6800 Mannheim 31

Zur Verhinderung oder Verzögerung von diabetischen Spätschäden ist es auch bei Patienten mit *gestörter Glukosetoleranz* wichtig, den Kohlenhydratstoffwechsel optimal zu regulieren. Zur Verminderung der kardiovaskulären Mortalität steht aber bei diesen noch nicht manifesten Patienten die Ausschaltung bzw. Therapie der anderen Risikofaktoren im Vordergrund. »Frühere Vermutungen, daß erhöhte Glukosespiegel allein einen bedeutenden Koronar- oder kardiovaskulären Risikofaktor darstellen, können aufgrund der vorliegenden Untersuchungen nicht bestätigt werden« (Stamler et al., 1979). *Dieser Satz ist aufgrund der internationalen Langzeit-Untersuchungsergebnisse für Männer gut belegt, für Frauen aber noch keineswegs als bewiesen anzusehen.*
Die enge Verknüpfung der gestörten Glukosetoleranz mit anderen Risikofaktoren auch für Männer kommt jedoch in dem Befund der finnischen Gruppe (Pyörala et al., 1979) zum Ausdruck: »Bei Rauchern war ein hoher Blutzuckerspiegel mit dem Auftreten positiver EKG-Befunde signifikant korreliert. Dagegen zeigten erhöhte Blutzuckerspiegel keine übereinstimmenden Beziehungen zur Prävalenz der pathologischen EKG-Befunde von Männern, die entweder nie geraucht hatten oder Exraucher geworden sind.«*

Bei Vorliegen einer gestörten Glukosetoleranz in der Praxis gilt es also nach weiteren Risikofaktoren zu fahnden und im Bedarfsfall mit der Hypertonie-Intervention bzw. -Prävention (z. B. bei Vorliegen einer entsprechenden Familienanamnese) zu beginnen, bei Nikotinabusus allerdings kompromißlos auf sofortiges Einstellen des Rauchens zu drängen.

Als Bestätigung dieser Ausführungen hat jetzt eine Untersuchergruppe der Tecumseh-Studie (Michigan) folgende Befunde mitgeteilt: »Frühere Berichte aus der Tecumseh-Studie gaben Hinweise auf eine signifikante Beziehung zwischen Blutzucker und der Praevalenz und Inzidenz der Koronargefäßkrankheiten. Dies war allerdings nur der Fall, so lange Diabetiker in dieser Bevölkerungsuntersuchung mit eingeschlossen waren. Dagegen hat Hyperglykämie allein, wenn andere assoziierte Risikofaktoren mitberücksichtigt werden, keinen praediktiven Wert für Koronargefäßkrankheiten. Genau so wie Adipositas ist Hyperglykämie mit großer Wahrscheinlichkeit mit anderen Risikofaktoren assoziiert. In der Tecumseh-Bevölkerung war milde bis mäßig starke Glukoseintoleranz mit einer Reihe pathophysiologischer Befunde assozi-

---

* (Quelle: »Asymptomatic Hyperglycemia and Coronary Heart Disease«, J. chron. Dis. 32: 683–837, 1979)

iert, die mit der Entwicklung der Atherosklerose in Zusammenhang gebracht werden. Wenn andere Risikofaktoren in der Multi-Varianten-Analyse mitberücksichtigt werden, ist die Hyperglykämie kein signifikanter Risikofaktor mehr! Diese neueren Befunde stehen nicht im Widerspruch zu den früher veröffentlichten Angaben. Sie weisen auf die Interaktionen zwischen mehreren Risikofaktoren und die komplexe Funktion der multiplen Faktoren bei der ischaemischen Herzerkrankung hin.« (Ostrander et. al. 1981).

Literatur
1. *Da Silva, A., Widmer, L. K., Ziegler, H. W., Nissen, C.,* and *Schweizer, W.:* The Basle longitudinal study: Report on the relation of initial glucose level to baseline ECG abnormalities, peripheral artery disease, and subsequent mortality. J. Chron. Dis. 32: 797–803, 1979.
2. *Deckert, T., Poulsen, J. E.,* and *Larsen, M.:* Prognosis of diabetics with diabetes onset before the age of thirty-one. I. Survival, causes of death and complications. Diabetologia 14: 363–370, 1978.
3. *Deckert, T., Poulsen, J. E.,* and *Larsen, M:* Prognosis of diabetics with diabetes onset before the age of thirty-one. II. Factors influencing prognosis. Diabetologia 14: 371–377, 1978.
4. *Goodkin, G.:* How long can a diabetic expect to live? Nutrition Today, May/June, 21–28, 1971.
5. *Goodkin, G.:* Mortality factors in diabetes. J. Occup. Med. 17: 716–721, 1975.
6. *Heyden, S., Heiss, G., Bartel, A. G.,* and *Hames, C. G.:* Sex differences in coronary mortality among diabetics in Evans County, Georgia. J. Chron. Dis. 33: 265–274, 1980.
7. *Ostrander, L. D., Lamphiear, D. E., Carman, W. J.* and *Williams, G. W.:* Blood glucose and risk of coronary heart disease. Arteriosclerosis 1: 33–37, 1981.
8. *Poffenbarger, P. L.,* and *Scott, J.:* Tolbutamide, smoking and cardiac arrhythmia. J. Am. Med. Ass. 244: 811–812, 1980.
9. *Pyörala, K., Savolainen, E., Lehtovirta, E., Punsar, S.,* and *Siltanen, P.:* Glucose tolerance and coronary heart disease: Helsinki policeman study. J. Chron. Dis. 32: 729–745, 1979.
10. *Stamler, R.,* and *Stamler, J.:* Asymptomatic hyperglycemia and coronary heart disease: A series of papers by the international Collaborative Group based on studies in fifteen populations. J. Chron. Dis. 32: 683–691, 1979.
11. *Stamler, R., Stamler, J., Lindberg, H. A., Marquardt, J., Berkson, D. M., Paul, O., Lepper, M., Dyer, A.,* and *Stevens, E.:* Asymptomatic hyperglycemia and coronary heart disease in middle-aged men in two employee populations in Chicago. J. Chron. Dis. 32: 805–815, 1979.
12. *Stamler, R., Stamler, J., Schoenberger, J. A., Shekelle, R. B., Collette, P., Shekelle, S., Dyer, A., Garside, D.,* and *Wannamaker, J.:* Relationship of glucose tolerance to prevalence of ECG abnormalities and to 5-year mortality from cardiovascular disease: Findings of the Chicago Heart Association Detection Project in industry. J. Chron. Dis. 32: 817–828, 1979.
13. *The International Collaborative Group:* Joint Discussion. J. Chron. Dis. 32: 829–837, 1979.

Körperliche Inaktivität

Körperliche Tätigkeit und Herzinfarkt: Selbst-Selektion oder kardiale Protektion?

Körperliche Inaktivität stellt einen kardiovaskulären Risikofaktor dar, der in seiner Bedeutung aber sicherlich hinter der Hypertonie, dem Zigarettenrauchen und der Hypercholesterinämie steht. Aus diesem Grunde wurde die physische Inaktivität lange Zeit von vielen Wissenschaftlern und Autoren, einschließlich dem Verfasser dieser Broschüre, nicht in ihrer Tragweite erfaßt. Befürworter der sportlichen Betätigung mit dem Ziel der Infarktverhütung hatten in den 50er und 60er Jahren kaum überzeugendes Beweismaterial. Die großen epidemiologischen Studien, z. B. an Busschaffnern und Busfahrern in England (Morris and Heady 1953, Morris 1960 und 1961) oder an Postangestellten und Briefträgern in den USA (Kahn 1963) zeigten zwar eine signifikant reduzierte Infarktrate bei den körperlich anstrengenden Berufen der Schaffner und der Briefträger, *aber spätere Analysen (Oliver 1967) konnten nachweisen, daß bereits vor der Berufswahl und vor der eigentlichen Berufsausübung ganz wesentliche Unterschiede im Habitus, in den Rauchgewohnheiten und sogar in den Cholesterinspiegeln existierten, die hinreichend die spätere höhere Infarktrate erklärten* – mit anderen Worten, der schlanke, nicht rauchende Busschaffner, dem es nichts ausmachte, im doppelstöckigen Bus 8 Stunden pro Tag Treppen zu steigen, hatte schon vor Aufnahme seines Berufes auch niedrigere Cholesterinspiegel und war deshalb vor den ischämischen Herzerkrankungen definitiv mehr geschützt als der ständig sitzende, bereits vor Berufsaufnahme übergewichtige und oft noch zusätzlich rauchende Fahrer. Bei den Briefträgern zeigte sich, daß diejenigen, die den körperlichen Anstrengungen nicht gewachsen waren, in den Schalterdienst überwechselten, und somit die inaktiven Innendienstbeamten mit höheren Infarktraten belastet wurden. Die große Zahl der epidemiologischen Studien bis in die 60er Jahre konnten einer kritischen Bestandsaufnahme nicht standhalten.

Die Situation wurde erst durch die Health Insurance Plan-(H.I.P.)-Studie in New York (Shapiro et al., 1965; Frank et al., 1966), durch unsere Langzeituntersuchung in Evans County, Georgia (Cassel, Heyden et al., 1971) und die Hafenarbeiter-Studien in San Francisco (Paffenbarger et al., 1978, 1979) grundsätzlich verändert (Abb. 1). In der H.I.P.-Studie konnte erstmalig

Abb. 1: Körperliches Training und Myokardinfarkt (Paffenbarger et al., 1978).

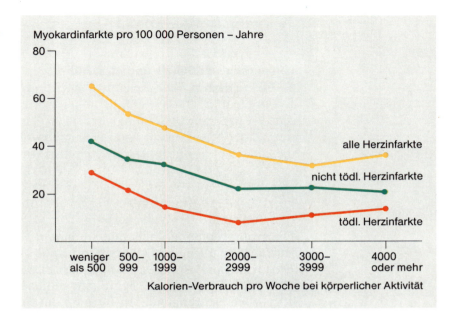

nachgewiesen werden, daß körperlich Aktive unter den Versicherten zwar auch Herzinfarkte durchmachten, daß aber die Rate an plötzlichen Herztodesfällen und an Myokardinfarkten mit tödlichem Ausgang signifikant reduziert war, im Vergleich zu körperlich inaktiven Versicherten. Wir übernahmen das Schema der H.I.P.-Studie zur Klassifizierung der starken, mäßigen und geringen körperlichen Belastung in Beruf und Freizeit und kamen auf Grund einer 7jährigen Inzidenzstudie in der Gemeinde von Evans County zu dem Schluß, daß starke Körperbelastung vor tödlichem Infarkt schützt (Abb. 2). Extreme Körperbelastung wurde allerdings nur bei Tagelöhnern gefunden (Abb. 3). Interessanterweise waren Weiße wie Schwarze mit schwerer Körperbelastung in gleicher Weise geschützt, gleichgültig, ob die Betreffenden übergewichtig waren oder rauchten! Wir postulierten die Existenz eines Schwellenwertes körperlicher Belastung. Unter diesem hypothetischen Schwellenwert genügt die körperliche Belastung nicht, um zahlenmäßig bei der Infarktverhütung ins Gewicht zu fallen. Die inzwischen aus San Francisco bekannt gewordenen Untersuchungen an schwer arbeitenden Hafenarbeitern haben die Hypothese von einem Schwellenwert bestätigt und den Schutzeffekt extremer Arbeitsbelastung vor dem Herzinfarkt nachgewiesen.

Abb. 2: Koronarmortalität bei körperlich inaktiven und aktiven Berufen. Weiße Männer (1960–1969) (Cassel, J., Heyden, S. et al., 1971).

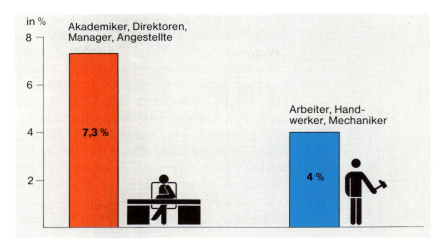

Abb. 3: KHK-Inzidenz innerhalb von 8 Jahren. Weiße Männer, 40–74 Jahre, Evans County (Cassel, J., Heyden, S. et al., 1971).

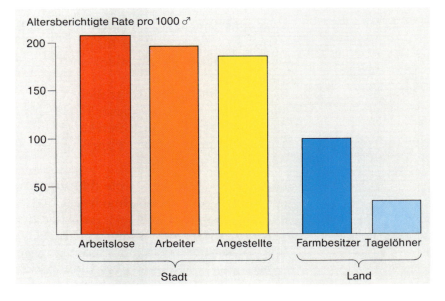

Es ist in diesem Zusammenhang interessant zu erwähnen, daß der für 1981 gewählte National Campaign Chairman der American Heart Association, Arthur Ashe, anläßlich seiner Einführung am 17. 11. 1980 beim Jahreskongreß der A. H. A., erklärte, daß er, obwohl Nr. 1 in der Tennis-Weltrangliste 1975, 4 Jahre später einen Herzinfarkt durchmachte (mit 4-Gefäß-Bypass-Operation). Er meinte, er hätte keine Risikofaktoren gehabt, erwähnte dann aber nebenbei, daß sein Vater im 50. Lebensjahr zwei Herzinfarkte hatte. Es ist wichtig, daß in diesem Fall selbst extremes körperliches Training die genetische Belastung nicht auszuschalten vermochte.

Langzeitwirkungen körperlicher Trainingsprogramme auf die Risikofaktoren der ischämischen Herzerkrankung bei Männern
Sedgwick et al. (1980) haben eine 5-Jahres-Beobachtung an 370 australischen Männern zwischen 20 und 65 Jahren vorgelegt. Das Trainingsprogramm bestand in wöchentlich 2stündigem Laufen, Squash und Ballspielen, insgesamt über 12 Wochen. Als Maß für die Leistungsfähigkeit galt die Wattzahl, bei der eine Herzfrequenz von 150 pro Minute auf einem Fahrradergometer erreicht wurde. Vor Beginn des Trainings wurden die Männer untersucht (Blutdruck, Größe / Gewicht, Cholesterin, Triglyzeride), befragt (körperliche Belastung in Beruf und Freizeit, Rauchgewohnheiten) und der Grad der körperlichen Fitneß bestimmt.
Fünf Jahre später betätigte sich ein Drittel der Männer weiterhin regelmäßig körperlich, zwei Drittel waren wieder inaktiv. In bezug auf die Risikofaktoren zeigte sich,

a) daß diese Männer im Durchschnitt keine signifikanten Veränderungen im Gewicht, im Blutdruck, bei den Serumlipiden (Gesamtcholesterin, Triglyzeride) und in ihren Rauchgewohnheiten aufwiesen;
b) daß Männer, die aktiv geblieben waren und somit eine erhebliche Zunahme an körperlicher Fitneß erreicht hatten, hinsichtlich der genannten Risikofaktoren keine Unterschiede im Vergleich zu Männern zeigten, deren Fitneß entweder gleich geblieben war, oder abgenommen hatte.

Die Autoren bezeichnen die fehlende Korrelation zwischen körperlicher Aktivität oder Inaktivität und Verbesserung oder Verschlechterung der Fitneß einerseits und den Risikofaktoren für die ischämische Herzerkrankung andererseits als den wichtigsten Befund dieser Studie. Sie führen das negative Ergebnis, das im scheinbaren Widerspruch zur Literatur steht, darauf zurück, daß die meisten Berichte aus Untersuchungen kommen, die nur kurzfristig die Wirkungen körperlichen Trainings gemessen haben. So ist von zahlreichen Gruppen die vorübergehende Senkung der Serumtriglyzeride und ebenso eine kurzfristig leichte Blutdrucksenkung beschrieben worden, wogegen keine wesentlichen Gewichtsreduktionen oder Änderungen der Rauchgewohnheiten aus größeren Studien bekannt geworden sind. Daß die Gesamtcholesterinwerte keinen Änderungen unterworfen sind, ist seit langem gut belegt; dagegen hat die Messung der Cholesterinfraktionen die bekannten wünschenswerten Anstiege des HDL und Senkungen des LDL und VLDL demonstriert.

Natürlich ist auch eine weitere Erklärung für die fehlende Assoziation zwischen körperlichem Training und Reduktion der sogenannten klassischen Risikofaktoren darin zu sehen, daß die körperliche Aktivität zu gering war, um Dauerwirkungen u. a. beim Blutdruck und Gewicht zu erreichen. Es erscheint allerdings wichtig, in Zukunft die Gerinnungsfaktoren und Fibrinolyse in die Messungen bei kontrollierten Trainingsprogrammen mit einzubeziehen – natürlich neben den bereits besprochenen Cholesterinfraktionen.
Die Beurteilung dieser Beobachtung ist zur Zeit folgendermaßen zu formulieren: Die Schutzwirkung körperlicher Aktivität auf den Herzmuskel ist unabhängig von den Risikofaktoren, solange wir uns auf Gesamtcholesterin, Blutdruck, Rauchen und Übergewicht beschränken. Bei Miteinbeziehung des HDL-Cholesterins ist es allerdings wichtig, darauf hinzuweisen, daß sich die HDL-Werte von männlichen Hochleistungssportlern nicht signifikant von denen nicht-sportlich tätiger, gleichaltriger Frauen unterscheiden. Das heißt also, hormonale Faktoren beeinflussen HDL-Werte deutlich stärker als selbst extreme Dauerbelastungen (Enger et al., 1977).

Mit dem Vorangehenden sind die aufsehenerregenden neuesten Ergebnisse einer englischen Langzeitstudie besser erklärlich, da es jetzt den Anschein hat, daß selbst bei Vorliegen von Risikofaktoren sich die körperliche Betätigung günstig auf die Verhütung der ischämischen Herzerkrankung auswirkt.

**Körperliche Aktivität in der Freizeit –
Untersuchung über 8½ Jahre an 17944 Männern**
Morris und Mitarbeiter haben die nunmehr wohl größte Studie aus England über die Auswirkung aktiver Freizeitgestaltung auf die ischämische Herzerkrankung mitgeteilt. 1968–1970 wurden die Freizeit-Gewohnheiten von 17 944 Männern im mittleren Lebensalter registriert. Die Inzidenz von Koronarerkrankungen während der nachfolgenden 8½ Jahre lag bei Männern, die körperlich fit blieben und energisch und regelmäßig körperliches Training pflegten, um über die Hälfte niedriger als bei körperlich inaktiven Männern. Die Schutzwirkung physischer Aktivität war ausgeprägter bei Männern in späteren Lebensjahren und deutlicher für letale als nicht letale Koronarerkrankungen. Außerdem hatten Männer mit anderen Risikofaktoren wie Hypertonie, positiver Familienanamnese für Koronarkrankheiten, Adipositas, Raucher und Personen mit subklinischer Angina pectoris, wenn sie sich körperlich aktiv hielten, deutliche Vorteile gegenüber Risikoträgern, die sich kör-

perlich nicht oder wenig bewegten. Zu den Freizeitsportarten zählten u. a. Schwimmen, Tennis, Rennen, Jogging, Wandern mit Anstiegen, Laufen mit 6,5 km/Std., Radfahren oder Freizeitarbeit an Haus und Garten mit Gräbenziehen, Jäten, Zementgießen, Baumfällen etc. mit Dauer von $^1\!/_2$ Std. täglich.

Im Alter von 40 bis 65 Jahren traten in dem $8^1\!/_2$ jährigen Beobachtungszeitraum tödliche Herzinfarkte bei aktiven Männern nur halb so oft auf wie bei Inaktiven: 1,1% gegenüber 2,9% ($p = <0,001$). Nichttödliche Myokardinfarkte wurden bei Sportlern mit 2,0%, bei Nicht-Sportlern mit 4,0% diagnostiziert ($p = <0,001$). Neue Angina pectoris wurde bei 0,33% in der ersteren und bei 0,82% in der letzteren Gruppe festgestellt (Tab. 1–3, Abb. 4).

Tab. 1: Inzidenz an KHK von Männern in leitenden Positionen (Morris, J. N. et al., 1980).

Alter	Körperliches Training		Kein körperliches Training	
	Fälle	%	Fälle	%
Letale Myokard-Inf.	66	3,1	981	6,9
40–49*	9	0,8	115	1,7
50–54	8	1,3	109	2,9
55–65	7	1,5	187	5,0
40–65	24	1,1	411	2,9
Nicht let. Myokard-Inf.				
40–49	22	2,0	195	3,0
50–54	12	1,9	167	4,4
55–65	8	1,7	208	5,6
40–65	42	2,0	570	4,0

* Alter der ♂ und Angaben über sportliche Betätigung: 1968-70

Tab. 2: Rauchgewohnheit, körperliches Training und Inzidenz an KHK (Morris, J. N. et al., 1980).

	Ersterkrankung an KHK	
	Sportliche Betätigung %	Keine sportliche Betätigung %
Nie-Raucher	1,5	3,8
Ex-Raucher	2,1	5,1
Nur Pfeife/Zigarren	3,1	6,2
Zigarettenraucher		
11–20 täglich	4,6	9,6
21 und mehr täglich	4,6	11,6
Alle Zigarettenraucher	4,9	9,7

Tab. 3: Schwerarbeit in der Freizeit und Inzidenz an KHK. Männer zwischen 40 und 65 Jahren, Raten sind altersstandardisiert (Morris, J. N. et al., 1980).

	Ersterkrankung an KHK	
	Extreme körperliche Belastung (%)	Keine extreme körperliche Belastung (%)
	(n = 51)	(n = 671)
Gesamtinzidenz	6,1	8,9
tödlich	3,1	3,9
nicht tödlich	3,0	5,0
Vater u. Mutter am Leben	5,2	7,9
Vater od. Mutter † < 65 Jahren	10,3	11,8
Schlanke ♂	6,4	6,6
Übergewichtige ♂	8,6	11,2
Nichtraucher	4,2	6,9
Zigarettenraucher	9,3	11,5

Abb. 4: Ansteigende Inzidenz an KHK mit dem Alter in Beziehung zum körperlichen Training (Morris, J. N. et al., 1980).

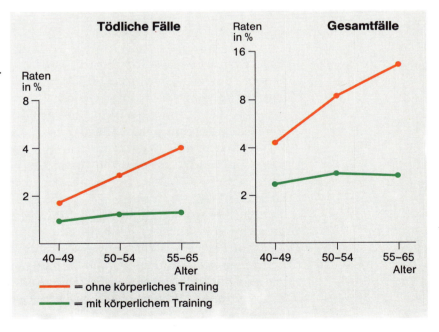

Eine Untergruppe von 1400 Männern, 40 bis 65 Jahre bei Beginn der Studie, die sowohl Nichtraucher waren als auch im Sport aktiv mitmachten, hatte in 8½ Jahren nur 12 tödliche Herzinfarkte – d. h. fünfmal weniger als ihre Kollegen, die sowohl rauchten als auch körperlich inaktiv waren **(Morris et al., 1980).**

Auswirkungen der körperlichen Tätigkeit im Stoffwechsel
In der präventiven Kardiologie und in der Rehabilitation spielt die körperliche Ertüchtigung eine bedeutsame Rolle, da in neuerer Zeit Stoffwechselwirkungen des regelmäßigen Trainings bekannt geworden sind, die sich in der Prävention, d. h. Behandlung von Risikofaktoren und in der Rehabilitation nach eingetretenem Infarkt günstig für die Patienten auswirken.

Die Wirkungen körperlichen Trainings auf den Stoffwechsel sind in tabellarischer Form zusammengefaßt:

Glukosestoffwechsel		Fettstoffwechsel	
Insulin	⬆	Triglyzeride	⬇
Glukose-Toleranz	⬆	LDL-Cholesterin	⬇
Insulin-Sensibilität	⬆	HDL-Cholesterin	⬆
		Lipoprotein-Lipase	⬆
		VLDL-Cholesterin	⬇

Eine Verstärkung der Lipoprotein-Lipase-(LPL)-Aktivität um das Doppelte im Skelett-Muskel und im Fettgewebe von Marathonläufern im Vergleich zu inaktiven Kontrollpersonen könnte die Erklärung für die günstigen Wirkungen des körperlichen Trainings auf den Fettstoffwechsel darstellen. Die verstärkte LPL-Aktivität von Athleten evtl. auf Grund einer erhöhten Insulin-Sensibilität (Hartung et al., 1980) resultiert in einem beschleunigten VLDL-turnover, wodurch VLDL-Triglyzeride gesenkt und HDL-Cholesterinspiegel erhöht werden.

In einer kontrollierten Studie an 50 Männern mit mäßig anstrengendem körperlichen Training und 50 Kontrollpersonen ohne Training über einen 4monatigen Zeitraum (Huttunen et al., 1979) wurden in der Trainingsgruppe die Triglyzeride signifikant erniedrigt und die HDL-Werte signifikant erhöht gefunden, wogegen die LDL-Konzentrationen im Serum erniedrigt wurden. Die Veränderungen waren von Gewichtsveränderungen unabhängig.

Ein Literaturüberblick von Moffat und Gilliam (1979) erwähnte, daß die HDL_2-Spiegel von Rennern signifikant höher lagen, als diejenigen von inaktiven Personen, während die HDL_3-Spiegel in beiden Gruppen gleich waren. Wood und Haskell (1979) berichteten ebenfalls, daß unter körperlicher Anstrengung das HDL-Cholesterin ansteigt, insbesondere HDL_2. Diese Autoren weisen darauf hin, daß langjährig Trainierte wie z. B. Marathonläufer und

Berufssportler eher schlank seien, und daß dieser Tatbestand die niedrigen Triglyzerid- und hohen HDL-Werte erklären könnte. Ski-Langläufer in Norwegen, die täglich rauchten, hatten signifikant niedrigere HDL-Cholesterinspiegel (p < 0,01) als Nichtraucher (Enger et al., 1977). In diesem Zusammenhang ist die Beobachtung an finnischen Holzarbeitern von Interesse, die bekanntlich bei maximaler körperlicher Aktivität starke Raucher sind und zusätzlich noch eine Nahrung bevorzugen, die reich an tierischen Fetten ist. Auffallend ist, daß diese Holzfäller trotzdem hohe HDL-Cholesterindurchschnittswerte aufweisen (75 mg/dl im Vergleich zu 55 mg/dl von gleichaltrigen mehr oder weniger inaktiven Elektrikern). Es ist rein spekulativ, zu vermuten, daß die HDL-Werte unter Umständen bei nicht rauchenden Holzfällern noch wesentlich höher lägen, da der Einfluß des Rauchens auf das Lipoproteinmuster gut dokumentiert ist (Wood und Haskell, 1979).

Eine Übersicht über die günstigen Wirkungen körperlicher Betätigung auf den Lipidstoffwechsel bei Patienten mit Hyperlipoproteinämien (Moffat und Gilliam, 1979) zeigt die bekannten günstigen Auswirkungen auf Triglyzerid- und VLDL-Spiegel bei HLP-Typ IV und V, aber keine Veränderungen der Gesamtcholesterinwerte oder der Fraktionen des Cholesterins.

Da in den vorliegenden Berichten jedoch die Auswirkungen der körperlichen Aktivität auf die Triglyzeride nur kurzfristig sind, ist es bei Patienten mit Hyperlipoproteinämien vom Typ IV und V notwendig, diätetische Maßnahmen mit dem körperlichen Trainingsprogramm zu kombinieren.

Körperliches Training und fibrinolytische Aktivität
In einem 2½ Monate dauernden Experiment an 69 Männern und Frauen mit dreimal wöchentlicher Belastung durch Laufen und Jogging, woran der Autor teilnahm, wurden signifikante Veränderungen der Fibrinolyse festgestellt (Williams et al., 1980). Das Trainingsprogramm resultierte in einer verringerten Fibrinolyse im Ruhezustand und in einer Verstärkung des Anstiegs der durch Venenstauung induzierten Fibrinolyse. Wenn man davon ausgeht, daß die intravaskuläre Thrombusbildung in der Pathophysiologie des Herzinfarktes eine wichtige Rolle spielt, scheint hier ein von den konventionellen Risikofaktoren unabhängiger Mechanismus der direkten Schutzwirkung von körperlichem Training aufgedeckt worden zu sein.

»Da die Fibrinolyse zur Thrombusauflösung führt, sind Faktoren die diesen Prozeß beeinflussen oder auslösen von großer klinischer Bedeutung. (Die fibrinolytische Aktivität im menschlichen Plasma erscheint weitgehend reguliert durch die Anwesenheit von Aktivatoren, die aus den Gefäßendothelzellen mobilisiert werden.) Die fibrinolytische Aktivität im Plasma kann akut durch Stimulantien wie Katecholamine, körperliche Belastung und lokale venöse Stauung verstärkt werden. Verringerte Stimulation der Fibrinolyse durch akutes Training wurde bei Patienten mit Koronargefäßerkrankung und mit Hyperlipoproteinämie von Typ IV beobachtet. Darüber hinaus sind Berichte erschienen, die verringerte Stimulation der Fibrinolyse nach venöser Stauung bei Patienten mit Koronargefäßerkrankungen, diabetischer Retinopathie und venösen Thromboembolismus beschreiben.« (Williams et al., 1980).

Zwei Blutproben wurden von uns vor Beginn des Trainingsprogramms am Morgen, nach 14stündigem Fasten und 30 Min. sitzender Beschäftigung mit einem Fragebogen, aus dem einen Arm und die 2. Probe nach 5 Min. Stauung mit Hilfe einer Blutdruckmanschette aus dem 2. Arm abgenommen. Die gleiche Prozedur wurde nach dem 10wöchigen Trainingskurs wiederholt. Die Fibrinolyse im Ruhezustand, gemessen mit einer Radioenzym-Methode, ging von 16 auf 11 Einheiten zurück. Die Zunahme der Fibrinolyse nach Venenstauung stieg von 22 auf 34 Einheiten an (p = 0,0037). Diese Verstärkung war besonders ausgeprägt bei Frauen, bei Personen mit niedrigen Ausgangswerten der stimulierten Fibrinolyse und bei Personen mit niedriger körperlicher Fitneß.

»Die Zunahme der verstärkten durch Venenstauung induzierten Fibrinolyseaktivität ist höchstwahrscheinlich durch vermehrte Mobilisierung von Plasminogenaktivatoren aus den Gefäßendothelzellen bedingt. Die Hypothese, daß dieser Effekt tatsächlich durch körperliches Training hervorgerufen wird, stützt sich auf 4 Beweisführungen:

1. Andere mögliche Einflußfaktoren auf die Fibrinolyse wie Rauchgewohnheiten, Triglyzeride und Gesamtcholesterin wurden in dem Trainingskurs nicht verändert; lediglich die HDL-Cholesterinwerte stiegen, wie erwartet, um durchschnittlich 17 mg/dl an.

2. Personen mit dem geringsten Fitneßgrad auf Grund ihrer Belastungs-EKG-Leistung vor Beginn des körperlichen Trainings wiesen die größten Veränderungen in der stimulierten Fibrinolyseaktivität nach Beendigung des Trainings auf.

3. Die Ausgangswerte der stimulierten Fibrinolyseaktivität lagen höher bei denjenigen Versuchspersonen, die zu Beginn des Trainings in sehr guter körperlicher Kondition im Vergleich zu Personen mit niedriger Konditionslage waren.
4. Serienbeobachtungen an anderen Personen außerhalb des Trainingsprogramms zeigten keine Änderungen der fibrinolytischen Aktivität, solange sie keine körperlichen Belastungen durchmachten« (Tab. 4).

Tab. 4: Stimulierte fibrinolytische Aktivität vor und nach einem 10wöchigen körperlichen Trainingskurs (Williams et al., 1980).

	(n)	Einheiten		Signifikanz (p-Wert)
Gesamtgruppe	69	22	34	0,0037
Stimulierte fibrinolytische Aktivität:				
Unterstes Viertel	16	3	14	0,0008
Zweites Viertel	20	8	22	0,0219
Drittes Viertel	15	19	29	0,3673
Höchstes Viertel	18	56	69	0,2556
Männer	35	20	27	0,1638
Frauen	34	24	41	0,0097
Fitness-Grad vor dem Trainingskurs:				
Unteres Drittel	22	14	29	0,0315
Mittleres Drittel	27	24	36	0,0686
Oberes Drittel	19	29	37	0,2495

Praktische Vorschläge für Gesunde

Die Belastung sollte aus der Pulsrate 220* minus Lebensalter berechnet werden, z. B. für einen 50jährigen Mann: $220 - 50 = 170$ pro Minute. Dies entspricht etwa 75% der Maximal-Belastbarkeit. Ungefähr 30 Min., dreimal pro Woche regelmäßige körperliche Aktivität bzw. täglich 15 Minuten Jogging, kontinuierliches Schwimmen, Radfahren oder Skilanglauf bzw. schnelles Gehen für ältere Menschen etc., stellen das Minimum der physischen Belastung dar, von der die beschriebenen positiven Trainingseffekte erwartet werden können. Regelmäßige körperliche Belastung sollte ab 40. Lebensjahr nur nach einem Ergometer-EKG empfohlen werden. Sportarten wie Golf, Tennis, Kegeln, Fußball fördern nicht die erwünschten Auswirkungen, da die körperliche Belastung nicht rhythmisch-kontinuierlich ist und nur kurzdauernde Spitzenbelastungen extremer anaerobischer Anstrengung darstellt.

* Keul, J., Deutscher Kongreß für Kreislaufforschung, Bad Nauheim, 1981.

Unterschied zwischen dynamischem und statischem Training
Es sei darauf hingewiesen, daß dynamisches Training dem statischen Körpertraining, wie Gewichtheben, Kugelstoßen, Wasserski oder Abfahrtsläufen, vorzuziehen ist, denn nur bei dynamischen Sportarten treten die metabolischen und hämodynamischen Wirkungen auf, derentwegen wir unsere Patienten zur regelmäßigen Betätigung anhalten sollten. Wenn unser eigener »Kreislauf« täglich vom Bett zum Frühstückstisch, zum Autositz, zum Mittagessen, erneut zum Autositz mit kurzer Hausbesuchsunterbrechung via Fahrstuhl, zurück zum Sprechzimmersessel, wieder in den Autositz, zum Abendbrot, in die Sitzecke zum Diktieren, in den Fernsehsessel und zurück ins Bett geht (wie das sehr treffend nach Remus in der Zeitschrift Selecta 29 vom 22. Juli 1974 bildlich dargestellt wurde), dann wird es allerdings höchste Zeit, daß wir selbst uns zur *regelmäßigen Ausübung* einer Sportart entschließen.

Schlußfolgerung
Die erst in den letzten Jahren bekannt gewordenen positiven Auswirkungen körperlichen Trainings auf den Stoffwechsel, insbesondere der Anstieg des HDL-Cholesterins und Zunahme der durch Venenstauung induzierten Fibrinolyse-Aktivität sind also zusätzliche Vorteile für den körperlich aktiven Menschen, dessen kardiovaskuläres System bei regelmäßigem Training gegenüber inaktiven Personen besser geschützt ist. Dies zeigt sich in der Ökonomisierung der Herztätigkeit mit Entwicklung einer Bradykardie und, im Falle eines Herzinfarktes, in der wesentlich verbesserten Überlebenschance im Vergleich zum Untrainierten.
Die Erwartung, daß ein Herzinfarkt sich durch sportliche Betätigung verhindern ließe, oder daß erhöhte Blutdruckwerte allein durch körperliche Konditionierung normalisiert würden, kann auf Grund der internationalen epidemiologischen Literatur nicht erfüllt werden. Das schließt jedoch nicht die Notwendigkeit zur körperlichen Rehabilitation aus. Neben dem Aufgeben des Zigarettenrauchens für beide, den Infarktpatienten und den Hypertoniker, ist das regelmäßige körperliche Training, unter ärztlicher Aufsicht, die wichtigste Maßnahme der sekundären Prävention geworden! Optimales körperliches Training, wie z. B. bei Berufssportlern oder Marathonläufern, die sich während des ganzen Jahres in Kondition halten, scheint darüber hinausgehend einen echten Schutzfaktor vor dem Myokardinfarkt darzustellen – vorausgesetzt, der Sportler weist eine für Herz- und Stoffwechsel-Krankhei-

ten negative Familienanamnese auf, ist Nichtraucher und hat eine Normotonie. Dagegen sind Vermutungen über eine Verlängerung der Lebenserwartung rein spekulativ.

Literatur

1. *Cassel, J., Heyden, S., Bartel, A. G., Kaplan, B. H., Tyroler, H. A., Cornoni, J. C.,* and *Hames, C. C.:* Occupation and physical activity and coronary heart disease. Arch. Int. Med. 128: 920, 1971.
2. *Enger, S. C., Herbjornsen, K., Erikssen, J.,* and *Fretland, A.:* High density lipoproteins (HDL) and physical activity: the influence of physical exercise, age and smoking on HDL-cholesterol and the HDL-total cholesterol ratio. Scand. J. clin. Lab. Invest. 27: 251, 1977.
3. *Frank, C. W., Weinblatt, E., Shapiro, S.,* and *Sagar, R. V.:* Physical inactivity as a lethal factor in myocardial infarction among men. Circulation 34: 1022, 1966.
4. *Hartung, G. H., Foreyt, J. P., Mitchell, R. E., Vlasek, I.,* and *Gotto, A. M.:* Relation of diet to high-density-lipoprotein cholesterol in middle-aged marathon runners, joggers and inactive men. N. Engl. J. Med. 302: 357, 1980.
5. *Huttunen, J. K., Lansimies, E., Voutilainen, E., Ehnholm, C., Penttila, I., Siitonen, O.,* and *Rauramaa, R.:* Effect of moderate physical exercise on serum lipoproteins: A controlled clinical trial with special reference to serum high-density lipoproteins. Circulation 60: 1220, 1979.
6. *Kahn, H. A.:* The relationship of reported coronary heart disease mortality to physical activity of work. Amer. J. Publ. Hlth. 53: 1058, 1963.
7. *Koivisto, V. A.,* and *Sherwin, R. S.:* Exercise in diabetes: Therapeutic implications. Postgrad. Med. 60: 87, 1979.
8. *Moffat, R. J.,* and *Gilliam, T. B.:* Serum lipids and lipoproteins as affected by exercise: a review. Artery 6: 1–19.
9. *Morris, J. N., Everitt, M. G., Pollard, R., Chave, S. P. W.,* and *Semmence, A. M.:* Vigorous exercise in leisure-time: Protection against coronary heart disease. Lancet (Dezember 6) 8206:1207–1210, 1980.
10. *Morris, J. N.:* Epidemiology and cardiovascular disease of middle-age, Part I. Mod. Conc. Cardiov. Dis. 29: 625, 1960.
11. *Morris, J. N.:* Epidemiology and cardiovascular disease of middle-age, Part II. Mod. Conc. Cardiov. Dis. 30: 633, 1961.
12. *Morris, J. N.,* and *Heady, J. A.:* Mortality in relation to the physical activity of work. A preliminary note on experience in middle age. Brit. J. Industr. Med. 10: 245, 1953.
13. *Oliver, R. M.:* Physique and serum lipids of young London busmen in relation to ischaemic heart disease. Brit. J. Industr. Med. 24: 181, 1967.
14. *Paffenbarger, R. S., Jr., Wing, A. L.,* and *Hyde, R. T.:* Physical activity as an index of heart attack risk in college alumni. Amer. J. Epidemiol. 108: 161–175, 1978.
15. *Paffenbarger, R. S., Jr., Wing, A. L.,* and *Hyde, M. A.:* Current exercise and heart attack risk. Cardiac Rehabil. 10: 1–4, 1979.
16. *Sedgwick, A. W., Brotherhood, J. R., Harris-Davidson, A., Taplin, R. E.,* and *Thomas, D. W.:* Long-term effects of physical training programme on risk factors for coronary heart disease in other-wise sedentary men. Brit. Med. J. (5. Juli) p. 7–10, 1980.

17. *Shapiro, S., Weinblatt, E., Frank, C. W.,* and *Sagar, R. V.:* The H. I. P. study of incidence and prognosis of coronary heart disease. J. Chron. Dis. 18: 527, 1965.
18. *Williams, S. R., Logue, E. E., Lewis, J. L., Barton, T., Stead, N. W., Wallace, A. G.,* and *Pizzo, S. V.:* Physical conditioning augments the fibrinolytic response to venous occlusion in healthy adults. N. Engl. J. Med. 302: 987–991, 1980.
19. *Wood, P. D.,* and *Haskell, W. L.:* The effect of exercise on plasma high density lipoproteins. Lipids 14: 417, 1979.